Sexualerziehung und gesundheitliche Aufklärung für Mädchen und junge Frauen

Tabea Siekmann

Sexualerziehung und gesundheitliche Aufklärung für Mädchen und junge Frauen

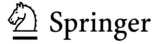

Tabea Siekmann
Klinik für Kinder- und Jugendpsychiatrie,
Psychosomatik und Psychotherapie
Universität Marburg
Marburg

Ergänzendes Material finden Sie unter ► http://extras.springer.com/978-3-662-48600-9

ISBN 978-3-662-48600-9 ISBN 978-3-662-48601-6 (eBook)
DOI 10.1007/978-3-662-48601-6

Die Deutsche Nationalbibliothek verzeichnet diese Publikation in der Deutschen Nationalbibliografie;
detaillierte bibliografische Daten sind im Internet über ► http://dnb.d-nb.de abrufbar.

Springer Medizin
© Springer-Verlag Berlin Heidelberg 2016

Umschlaggestaltung: deblik Berlin
Grafik Umschlag: Ina Rank, CAMALEONTE DESIGN (Darmstadt) + Grafiken im Buch
Autorenfotografie: Foto-com GmbH & CO KG
Satz: Crest Premedia Solutions (P) Ltd., Pune, India

Gedruckt auf säurefreiem und chlorfrei gebleichtem Papier

Springer-Verlag ist Teil der Fachverlagsgruppe Springer Science+Business Media
www.springer.com

Vorwort

Als Ärztin der geschlossenen Jugendlichenakutstation einer Kinder- und Jugendpsychiatrie habe ich seit einiger Zeit beobachtet, dass es bei unseren Patientinnen ein großes Defizit an Wissen über Sexualerziehung und gesundheitliche Aufklärung gibt. Auch stellen frühe Schwangerschaften ein wichtiges Thema dar. Immer wieder behandle ich junge Patientinnen, die schwanger sind, bereits ein Kind haben oder schon im jungen Alter einen ausgeprägten Kinderwunsch äußern. Viele Jugendliche sind aufgrund ihrer Lebensumstände oder ihrer psychischen Erkrankung gefährdet, früh schwanger zu werden. Ein Mangel an Wissen über Sexualität zeigt sich bei den Jugendlichen im stationären Alltag immer wieder. Die Defizite sind allumfassend und beinhalten mangelhaftes Wissen über Körperhygiene ebenso wie mangelnde Information über die weibliche Anatomie/den Zyklus, Beziehung und Geschlechtsverkehr, Übertragungswege von Geschlechtskrankheiten, Verhütung und vieles mehr. Aus diesem Grund entschloss ich mich, eine Gruppentherapie für unsere Patientinnen ins Leben zu rufen, die Bildungslücken schließen und ihnen einen offenen, toleranten und respektvollen Umgang mit ihrem eigenen Rollenbild, Beziehungsverhalten und ihrer Sexualität vermitteln soll. Aus dem Konzept der Gruppentherapie ist dieses Manual entstanden.

Dieses Manual ist gedacht als allgemeine Aufklärungshilfe, als Psychoedukation für Jugendliche (auch psychisch kranke Jugendliche) mit auffälligem Sexualverhalten und als Präventionsprogramm. Es beinhaltet ein ausgereiftes Konzept für Einzel- und Gruppensitzungen. In 11 ausgearbeiteten Sitzungen werden die einzelnen Themengebiete klar strukturiert und anschaulich dargestellt. Weiterhin sind zu jeder Sitzung der zeitliche Rahmen sowie »Ice-Breaker«- oder Kennenlernspiele, Experimente, Hinweise für thematisch passende Filme usw. angegeben. Der Leser erhält ausführliche Informationen zur Möglichkeit der Vermittlung der Thematik und wichtige Hinweise aus dem Praxisalltag. Ferner sind die Lernziele im Einzelnen definiert. Um die einzelnen Sitzungen anschaulich, einprägsam und für die Jugendlichen lustig und locker gestalten zu können, sind jeder Sitzung Materialien beigefügt. Diese bestehen aus Aufgaben, Arbeitsblättern, Spielen usw.

Das Konzept dieses Manuals wurde in der Praxis erprobt und hebt sich von anderer Literatur zur Aufklärung von Kindern und Jugendlichen dadurch deutlich ab, dass
1. die Thematik in einzelne Sitzungen unterteilt wurde, die sich aus dem Praxisalltag als sinnvoll ergeben haben,
2. viele Hinweise, Beispiele und Anmerkungen zur Vermeidung didaktischer Fehler aus dem klinischen Alltag gegeben werden,
3. jede Sitzung klar und leicht verständlich strukturiert ist; der Rahmen, der Inhalt, die Durchführung, die Lernziele und die Materialien sind klar dargestellt,
4. dieses Manual durch seine klare Struktur für jeden Anleiter nutzbar ist,
5. es sowohl für Einzel- als auch für Gruppensitzungen nutzbar ist und
6. es viele Verweise auf Besonderheiten in der Aufklärung von psychisch kranken Kindern und Jugendlichen gibt.

Sexualität stellt in jedem Lebensalter eine wichtige Rolle dar, wobei diese in der Pubertät noch deutlich größer wird[1]. Aus diesem Grund ist der offene und respektvolle Umgang mit

---

1   Gruber S, Blanck S (2014) BASICS Gynäkologie und Geburtshilfe, 5. Aufl. Urban & Fischer/Elsevier, München

Aufklärung und Sexualität essentiell bei der Erziehung und pädagogischen/therapeutischen Arbeit mit Mädchen. Mädchen sollen einen offenen, toleranten und respektvollen Umgang mit ihrem eigenen Rollenbild, Beziehungsverhalten und ihrer Sexualität erlernen, weshalb ihnen von ihren Bezugspersonen eben dies vorgelebt und vermittelt werden soll.

- Warum widmet sich dieses Manual der Sexualerziehung und der gesundheitlichen Aufklärung?

1. Durch das Informieren über die weibliche Anatomie und den weiblichen Zyklus wird Mädchen und heranwachsenden Frauen die Angst und Unsicherheit vor dem Neuen und Ungewissen genommen, die die körperlichen und psychischen Veränderungen in der Pubertät mit sich bringen können.
2. Wissen und Bildung können die Autonomie der Mädchen stärken und ein selbstbewussteres und eigenverantwortlicheres Handeln ermöglichen.
3. Die Jugendlichen werden über soziale und sexuelle Beziehungen und Partnerschaften informiert. Außerdem wird über die unterschiedlichen Arten des Geschlechtsverkehrs aufgeklärt.
4. Den jungen Frauen wird das Wissen darüber vermittelt, dass und wie sie die Möglichkeit haben, sich bei Sexualkontakten vor ansteckenden Krankheiten zu schützen.
5. Die Frauen werden auch über die Wege aufgeklärt, ungewollte Schwangerschaften zu verhüten. Ferner ermöglicht ihnen das Wissen, mit ungewollten Schwangerschaften umzugehen und alle ihnen zur Verfügung stehenden Optionen in Betracht zu ziehen.
6. Gesundheitliche Aufklärung liefert einen wertvollen Beitrag für das Hygieneverhalten von präpubertären und pubertären Mädchen insbesondere im Umgang mit der Monatsblutung.
7. Dieses Manual soll das Verständnis und den Respekt vor der eigenen sexuellen Orientierung und derjenigen der Mitmenschen fördern. Außerdem soll intolerantes und abwertendes Verhalten gegenüber anderen und sich selbst verhindert werden.

- An wen richtet sich dieses Manual?

Dieses Manual richtet sich an alle Menschen, die mit präpubertären und pubertären Mädchen und jungen Frauen auf einer edukativen, pädagogischen und/oder psychotherapeutischen Ebene zusammenarbeiten. Es kann eine Hilfe bei der grundsätzlichen gesundheitlichen Aufklärung und Sexualerziehung von Mädchen sein. Insbesondere sind Therapeuten (Ärzte, Psychologen, Pädagogen etc.) in Kliniken, ambulanten Settings und Beratungsstellen (Sozialarbeiter etc.) angesprochen. Gleichfalls richtet sich dieses Manual an alle Menschen, die in der Jugendhilfe arbeiten. Vor allem in Jugendhilfeeinrichtungen (Wohngruppen, betreutes Wohnen etc.) leben viele Jugendliche zusammen, die häufig durch das Personal aufgeklärt werden müssen/sollten. Insbesondere Jugendliche, die auf engem Raum miteinander leben, sollten aufgeklärt sein. Personal des Pflege- und Erziehungsdienstes (Erzieher, Krankenschwestern etc.), welches eng mit Jugendlichen arbeitet, soll dieses Manual Nutzen bringen.

Viele Mädchen aus Familien mit niedrigem sozioökonomischen Status bzw. aus Familien mit niedrigem Bildungsstand erfahren durch ihre erwachsenen Bezugspersonen keine ausreichende Sexualerziehung. Das Manual soll auch für die Aufklärung von Mädchen dienen, deren Bezugspersonen sie bislang nicht ausreichend aufgeklärt haben.

Das Manual sollte auch von Therapeuten und anderen Bezugspersonen von Patientinnen mit Bindungsstörungen oder Störungen des Sozialverhaltens zur komplementären Therapie genutzt werden. Häufig gehen diese Krankheitsbilder, genau wie Persönlichkeitsstörungen (insbesondere emotional instabile Persönlichkeitsstörungen) oder unterschiedliche Krankheiten im Zusammenhang mit Substanzmissbrauch, mit auffälligem Sexualverhalten einher. Häufig ist das Sexualverhalten, das die Mädchen zeigen, unbedacht, impulsiv und gefährlich, auch weil sich die jungen Frauen der Konsequenzen ihres Handelns oft nicht bewusst sind. Das Manual soll das erforderliche Hintergrundwissen zur Sexualität vermitteln und die Möglichkeit schaffen, zukünftig bedachter mit dem Thema Gesundheit und Sexualität umzugehen.

Das deutsche Bildungssystem sieht die Sexualerziehung im Lehrplan vor. Viele psychische Erkrankungen führen jedoch zu Schulabsentismus. Einerseits können internalisierende Störungen wie Depressionen und Angsterkrankungen (z. B. Trennungsängste, Schulängste, generalisierte Angststörungen, etc.) zu Schulabsentismus führen, andererseits können auch externalisierende Störungen (Störung des Sozialverhaltens etc.) mit Schulabsentismus einhergehen. Das Risiko, dem Sexualkundeunterricht in der Schule nicht beiwohnen zu können, wenn der Schulbesuch nur unregelmäßig oder zeitweise gar nicht stattfindet, ist deutlich erhöht. Auch an diese Jugendlichen, deren Schulabsentismus die Teilnahme am Sexualkundeunterricht verhindert hat, richtet sich dieses Manual.

Im vorliegenden Manual werden die aktuell geltenden Fakten erörtert. Dabei habe ich mich nach den in Deutschland gültigen Gesetzen und der westlichen Anschauung gerichtet. Unterschiedliche religiöse Ansichten wurden nicht berücksichtigt.

Aufgrund der besseren Lesbarkeit wird in diesem Manual das generische Maskulinum verwendet. Die männliche Form schließt die weibliche Form immer mit ein.

Sollten im Verlauf der Lektüre noch Fragen aufkommen, ist es jederzeit möglich, mich zu kontaktieren.

Für die Arbeit mit dem Manual und die Durchführung der Sitzungen wünsche ich viel Erfolg und Spaß!

Dr. med. Tabea Siekmann
Gießen, im Winter 2015

Inhaltsverzeichnis

1	**Einleitung**	1
	Tabea Siekmann	
1.1	**Ziel des Manuals und Aufgaben der Anleiter/Therapeuten**	2
1.2	**Wie dieses Manual anzuwenden ist**	3

I Theoretischer Teil

2	**Die Veränderungen des weiblichen Körpers in der Pubertät**	9
	Tabea Siekmann	
2.1	**Die Auswirkungen von Hormonen.**	10
2.2	**Gynäkologische Erstuntersuchung**	12
	Literatur.	13

3	**Hygiene.**	15
	Tabea Siekmann	
3.1	**Hygienemaßnahmen.**	16
3.2	**Hygiene während der Menstruation.**	17
	Literatur.	18

4	**Die weibliche Anatomie und der weibliche Zyklus**	19
	Tabea Siekmann	
4.1	**Anatomie des weiblichen Körpers**	20
4.2	**Weiblicher Zyklus**	22
4.3	**Zyklusstörungen**	24
4.4	**Ausführliche Hintergrundinformation für interessierte Leser**	25
4.4.1	Anatomie des weiblichen Körpers	25
4.4.2	Weiblicher Zyklus	27
	Literatur.	29

5	**Sexuelle Identität und Toleranz**	31
	Tabea Siekmann	
5.1	**Sexuelle Orientierungen**	32
5.2	**Rechtliche Hintergründe**	33
	Literatur.	34

| 6 | **Gefühle und Beziehung** .... | 35 |
| | *Tabea Siekmann* | |

7	**Geschlechtsverkehr.**	39
	Tabea Siekmann	
7.1	**Masturbation**	40
7.2	**Petting/Necking.**	40
7.3	**Oral-/Analverkehr.**	41
7.4	**Verhaltensregeln.**	41

8	**Verhütung**	43
	Tabea Siekmann	
8.1	**Pearl-Index**	44
8.2	**Kondome**	45
8.3	**Orale Kontrazeptiva (Pille)**	47
8.4	**Depotgestagene**	49
8.5	**Weitere Östrogen-Gestagen-Kombinationspräparate**	52
8.6	**Mechanische und chemische Kontrazeption**	54
8.7	**Definitive Kontrazeption (Sterilisation)**	58
8.8	**Natürliche Methoden**	58
8.9	**Postkoitale Kontrazeption**	62
8.10	**Ab wann darf ein Mädchen vom Gynäkologen hormonelle Kontrazeptiva verschrieben bekommen?**	63
8.11	**Dürfen Jugendliche gezwungen werden zu verhüten?**	63
8.12	**Pearl-Index verschiedener Kontrazeptiva im Überblick**	64
	Literatur	65
9	**Schwangerschaft und Geburt**	67
	Tabea Siekmann	
9.1	**Schwangerschaftstest**	68
9.2	**Körperliche Veränderungen der Frau in der Schwangerschaft**	68
9.3	**Entwicklung des Kindes in der Schwangerschaft**	70
9.4	**Infektionen in der Schwangerschaft**	71
9.5	**Schadstoffe in der Schwangerschaft**	72
9.6	**Vorbereitungen auf eine Schwangerschaft**	73
9.7	**Vorsorgeuntersuchungen in der Schwangerschaft**	73
9.8	**Geburt und Wochenbett**	74
9.9	**Psychische Auswirkungen von Schwangerschaft und Geburt**	75
9.10	**Verantwortung für ein Neugeborenes**	75
9.11	**Ausführliche Hintergrundinformation für interessierte Leser: Infektionen in der Schwangerschaft**	76
	Literatur	78
10	**Schwangerschaftsabbruch**	79
	Tabea Siekmann	
10.1	**Rechtliche Grundlagen**	80
10.2	**Methoden**	81
	Literatur	82
11	**Sexuell übertragbare Erkrankungen**	83
	Tabea Siekmann	
11.1	**HIV/AIDS**	84
11.2	**Hepatitis**	84
11.3	**Gonorrhö (Tripper)**	85
11.4	**Syphilis (Lues)**	85
11.5	**Herpes-simplex-Virus-Infektionen (HSV)**	86
11.6	**Chlamydieninfektion (urogenital)**	86
11.7	**Trichomonadeninfektion**	86

11.8   Infektion mit humanen Papillomaviren (HPV)   86

11.9   Pilzinfektionen   87

11.10 Ausführliche Hintergrundinformation für interessierte Leser   87

       Literatur   91

12   Notfallsituationen und Kontaktadressen   93

       Tabea Siekmann

12.1   Veränderung an den Genitalien   94

12.2   Postkoitale Kontrazeption (»Pille danach«)   94

12.3   Information über Verhütungsmittel   95

12.4   Wunsch nach Schwangerschaftsabbruch   95

12.5   Sexuelle Gewalt   95

12.6   Sonstige Fragen   95

       Literatur   95

II   Praktischer Teil

13   Sitzungen   99

       Tabea Siekmann

13.1   Sitzung 1: Die Veränderungen des weiblichen Körpers in der Pubertät   101

13.2   Sitzung 2: Hygiene   102

13.3   Sitzung 3: Die weibliche Anatomie und der weibliche Zyklus   103

13.4   Sitzung 4: Sexuelle Identität und Toleranz   103

13.5   Sitzung 5: Gefühle und Beziehung   104

13.6   Sitzung 6: Geschlechtsverkehr   105

13.7   Sitzung 7: Verhütung   106

13.8   Sitzung 8: Schwangerschaft und Geburt   108

13.9   Sitzung 9: Schwangerschaftsabbruch   109

13.10 Sitzung 10: Sexuell übertragbare Krankheiten   109

13.11 Sitzung 11: Notfallsituationen und Kontaktadressen   110

14   Materialien   113

       Tabea Siekmann

       Serviceteil

       Stichwortverzeichnis   146

Über die Autorin

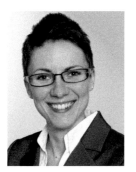 Dr. med. Tabea Siekmann wurde 1986 in Fürth geboren. Sie studierte Medizin an der Universität in Gießen, wo sie 2014 auch promovierte. Die Weiterbildung zur Fachärztin der Kinder- und Jugendpsychiatrie und -psychotherapie absolviert sie derzeit am Universitätsklinikum Marburg (UKGM Marburg). Im Rahmen ihrer Tätigkeit auf der Akutstation entwickelte sie das Konzept der Gruppentherapie für Sexualerziehung und gesundheitliche Aufklärung.

Einleitung

Tabea Siekmann

1.1   Ziel des Manuals und Aufgaben der
        Anleiter/Therapeuten – 2

1.2   Wie dieses Manual anzuwenden ist – 3

T. Siekmann, *Sexualerziehung und gesundheitliche Aufklärung für Mädchen und junge Frauen,*
DOI 10.1007/978-3-662-48601-6_1, © Springer-Verlag Berlin Heidelberg 2016

1.1   Ziel des Manuals und Aufgaben der Anleiter/ Therapeuten

Ziel des Manuals ist es, die Bildungslücken der Jugendlichen zu schließen und Autonomie und Respekt sich selbst und anderen Personen gegenüber zu fördern. Ferner geht es darum, den Mädchen die Möglichkeit zu geben, sich eigenverantwortlich und selbstbewusst vor Geschlechtskrankheiten und unerwünschten Schwangerschaften zu schützen. Weitere Ziele bestehen darin, eventuelle Hemmungen der Mädchen abzubauen wenn es darum geht, sich Hilfe zu suchen, und Wissen über Zugang zu Fachkräften (Gynäkologe, Beratungsstellen etc.) zu erhöhen. Außerdem sollen Wege geebnet werden, um Mädchen den Gang zur Apotheke (oder ähnlichem) zu erleichtern, damit der Kauf und die Verwendung von Verhütungsmitteln nicht aus Scham vermieden werden.

Gesundheitliche Aufklärung und Sexualerziehung sind häufig, auch bei Erwachsenen, noch sehr schambesetzt. Ein wichtiges »Therapiewerkzeug« beim Einsatz dieses Manuals ist somit der offene, ehrliche und nicht schamhafte Umgang mit dem Thema Sexualität. Selbstverständlich sollte die professionelle Distanz zwischen Anleiter und Jugendlichen durchgehend gewahrt werden.

Transparenz ist im Umgang mit Jugendlichen grundsätzlich ein bedeutender Faktor und somit auch bei der Verwendung dieses Manuals von elementarer Wichtigkeit, um Hemmungen und Berührungsängste mit dem Thema abzubauen. Ebenso sollten, wie auch in vielen Teilen der Psychotherapie, die wichtigsten Bezugspersonen (häufig die Eltern) über die Inhalte in Kenntnis gesetzt werden. Auf jeden Fall jedoch sollte die (ärztliche) Schweigepflicht gewahrt werden – auch den Bezugspersonen gegenüber, sollte die Jugendliche dies wünschen. Sollte die Jugendliche die Einbeziehung der Bezugspersonen zulassen, ist es ratsam, diese Person/en zum Gespräch einzuladen. In diesem Fall können die Bezugspersonen über das Therapiekonzept und die Ziele aufgeklärt werden. Ferner sollte ihnen vermittelt werden, dass sie in ihrer Rolle eine Vorbildfunktion haben und Kinder im Sinne des Modelllernens viele Dinge von ihren Bezugspersonen übernehmen können. Sie sollten ermuntert werden, offen mit den Themen Sexualität und Gesundheitsfürsorge umzugehen und auch weiterführende Fragen zu beantworten, um Eigenverantwortung zu stärken und Wissen zu vermitteln. Auch sollte eine Sensibilisierung für die Tatsache erfolgen, dass Kinder und Jugendliche heutzutage in einer Zeit aufwachsen, in der sie Zugang zu Medien haben, die ein zum Teil verzerrtes und verstörendes Bild von Sexualität vermitteln können. Demzufolge ist es sehr wichtig, durch Aufklärung ein realistisches Bild von Sexualität zu zeichnen.

Günstig ist es, wenn dieses Manual von einem gleichgeschlechtlichen Anleiter verwendet wird. Dies ist allerdings nicht zwingend notwendig. Häufig fällt es jungen Mädchen allerdings leichter, über Gesundheitsfragen und Sexualität mit weiblichen Bezugspersonen zu sprechen. Eine Gruppensitzung sollte möglichst von zwei Personen gehalten werden. Der Grund für den Einsatz von mehr als einem Anleiter ist, dass sich die Anleiter gegenseitig rechtlich absichern und bezeugen können, dass kein Fehlverhalten stattgefunden hat. Viele Menschen haben Berührungsängste mit dem Thema »Sexualität«, weshalb der korrekte Umgang in der Vermittlung dieses Themas besonders wichtig ist. Auch in einer Einzelsitzung können Elemente dieses Manuals bearbeitet werden.

Für eine Gruppensitzung sollen Mädchen von ähnlichem Alter und ähnlichem Entwicklungsstand mit möglichst ähnlicher kognitiver Leistungsfähigkeit zusammen arbeiten – wobei unterdurchschnittliche und weit unterdurchschnittliche Intelligenz hier kein Hinderungsgrund darstellen soll, die Mädchen nicht aufzuklären. Vielmehr sollen die Therapeuten, Anleiter und Bezugspersonen motiviert werden, die Inhalte dieses Manuals angemessen und verständlich zu vermitteln.

Dieses Manual richtet sich vornehmlich an Therapeuten, Anleiter und andere Bezugspersonen von präpubertären und pubertären Mädchen. Menschen, die mit jüngeren Mädchen arbeiten, sollten durch dieses Manual daran erinnert werden, dass auch diesen Mädchen eine altersgerechte Aufklärung nicht versagt bleiben darf. Vielmehr sollen sie kindgerecht aufgeklärt werden, um schon früh einen verantwortungsvollen Umgang mit ihrer Gesundheit und ihrer Sexualität zu erlernen. Kinder im Unklaren über Dinge wie Schwangerschaft und Geburt zu lassen, ist keinesfalls ein Schutz vor frühzeitigen Sexualkontakten. Aufgeklärte Mädchen und junge Frauen haben genauso häufig Geschlechtsverkehr wie unaufgeklärte Mädchen. Der Unterschied besteht einzig darin, dass die aufgeklärten Jugendlichen in der Lage sind, sich besser vor Geschlechtskrankheiten und ungewollten Schwangerschaften zu schützen. Auch sollten junge Kinder die Wahrheit über die Herkunft von Babys erfahren, und es sollten ihnen keine Ammenmärchen vom Storch erzählt werden. Lügen und Märchen fördern in diesem Sinne nur ungünstig die Angst vor dem Unbekannten, was eine realistische und kindgerechte Auseinandersetzung mit dem Thema Fortpflanzung und Sexualität verhindern kann.

1.2 Wie dieses Manual anzuwenden ist

Dieses Manual ist in einzelne Themenkomplexe aufgeteilt. Jeder Themenbereich gliedert sich in einen Theorieteil, eine Anleitung zum Aufbau der Sitzung und Materialien. Im Theorieteil werden die Informationen gegeben, die in der Sitzung vermittelt werden sollen. Für interessierte Leser bzw. für die Anleiter interessierter Jugendlicher gibt es am Ende einiger Kapitel unter der Überschrift »Ausführliche Hintergrundinformation für interessierte Leser« noch Zusatzinfos. Für jeden Themenkomplex ist eine eigene Sitzung/Einheit vorgesehen. Die einzelnen Themen bauen geringfügig aufeinander auf. Die Praxis

hat gezeigt, dass die in diesem Manual gewählte Reihenfolge die best-
mögliche ist. Trotzdem kann die Reihenfolge der einzelnen Sitzungen
individuell variiert werden, sollten unterschiedliche Gruppenkonstel-
lationen oder Themenrelevanzen der Individuen dies nötig machen.

Das Manual ist sowohl in Einzel- als auch in Gruppensitzungen
nutzbar. Möglicherweise gebietet die Gruppendynamik auch, dass
unterschiedliche Themenkomplexe im Einzelgespräch besprochen
werden sollten. Dies ist individuell zu überprüfen. Zu Beginn man-
cher Sitzungen sind Vorschläge für Kennenlern-/Icebreaker-/Ein-
stiegsspiele genannt. Diese richten sich an Gruppen und können in
Einzelsitzungen übersprungen werden.

In den Anleitungen zum Aufbau der Sitzungen werden Infor-
mationen aus der klinischen Anwendungserfahrung gegeben. Jede
Sitzung ist gegliedert in einen »Einstieg« ins Thema (bestehend aus
Übung/Spiel/Filmausschnitten/Experiment), die Vermittlung von
Sachinhalten und die Bearbeitung einzelner Arbeitsblätter oder
Übungen. Auch die Kursziele der einzelnen Sitzungen sind formuliert. Im Anschluss werden die Materialien und deren Wichtigkeit erklärt. Die Materialien können für die Sitzungen vervielfältigt werden.
Ferner ist die geschätzte Dauer der einzelnen Sitzungen angegeben,
die sich aus der Praxis ergeben hat. Allerdings sind diese Angaben
lediglich ungefähre Richtwerte, da die Dauer durch Gruppengröße
und -dynamik, Motivation, Kognition und Vorwissen der Teilnehmerinnen beeinflusst wird.

In den Sitzungen sollte es möglichst nicht zu Frontalunterricht
kommen. Der Theorieteil sollte interaktiv gestaltet werden. Es wird
empfohlen, die Jugendlichen mit einzubinden, viele Fragen zu stellen,
wenn möglich Anekdoten/lustige Geschichten zu erzählen, Beispiele
zu nennen etc. (Tipp: Wahren Sie professionelle Distanz und erzählen
Sie keine privaten Details/Anekdoten). Dies soll sowohl die Motivation erhöhen als auch die Wahrscheinlichkeit, dass die Jugendlichen
die Inhalte der Sitzungen verinnerlichen.

Wie zu erwarten, zeigt sich in der praktischen Durchführung der
Gruppensitzungen, dass es insbesondere wichtig ist, eine vertrauens-
volle Ebene und eine lockere Arbeitsatmosphäre zu schaffen. Für viele Jugendliche sind die Themen Sexualität und gesundheitliche Aufklärung schambesetzt. Aus diesem Grund ist es besonders wichtig,
dass der Anleiter mit gutem Beispiel vorangeht. Dem Anleiter soll es
gelingen, auf einer professionellen Ebene die Distanz zu den Jugendlichen zu wahren und gleichzeitig zu signalisieren, dass ein offener
Umgang mit Sexualität richtig und wichtig ist. Sollte die Jugendliche
sehr schamhaft sein, kann es ratsam sein, anfangs Arbeitsblätter als
Hausaufgabe aufzugeben, bis es ihr leichter fällt, diese Dinge auch
direkt zu besprechen.

Im therapeutischen Rahmen besteht eine Schweigepflicht, auf die
man die Jugendlichen nochmals hinweisen sollte. Um einen sicheren
und geschützten Rahmen zu bieten, ist es möglich, jede Jugendliche
einen Vertrag über die Schweigepflicht unterschreiben zu lassen. Den

Vertrag finden Sie in den Materialien. Dieser ist zwar rechtlich nicht bindend, wird aber häufig gut angenommen und erzeugt eine gewisse »Verbindlichkeit«.

Das Manual richtet sich an Menschen, die mit Mädchen und jugendlichen Frauen arbeiten. Die Jugendlichen sind in der oder kommen in die Pubertät und befinden sich damit am Übergang zwischen Mädchen- und Frausein. Im Folgenden werden die Jugendlichen als Mädchen oder Jugendliche bezeichnet, was verdeutlichen soll, dass es sich um einen Übergang zwischen zwei Zuständen handelt.

Nur ein ehrlicher, offener und toleranter Umgang mit dem Thema Gesundheit und Sexualität ermöglicht es den Jugendlichen, einen gesunden Umgang damit zu erlernen.

Theoretischer Teil

Kapitel 2   **Die Veränderungen des weiblichen Körpers in der Pubertät – 9**
Tabea Siekmann

Kapitel 3   **Hygiene – 15**
Tabea Siekmann

Kapitel 4   **Die weibliche Anatomie und der weibliche Zyklus – 19**
Tabea Siekmann

Kapitel 5   **Sexuelle Identität und Toleranz – 31**
Tabea Siekmann

Kapitel 6   **Gefühle und Beziehung – 35**
Tabea Siekmann

Kapitel 7   **Geschlechtsverkehr – 39**
Tabea Siekmann

Kapitel 8   **Verhütung – 43**
Tabea Siekmann

Kapitel 9   **Schwangerschaft und Geburt – 67**
Tabea Siekmann

Kapitel 10   **Schwangerschaftsabbruch – 79**
Tabea Siekmann

Kapitel 11   **Sexuell übertragbare Erkrankungen – 83**
Tabea Siekmann

Kapitel 12   **Notfallsituationen und Kontaktadressen – 93**
Tabea Siekmann

Die Veränderungen des weiblichen Körpers in der Pubertät

Tabea Siekmann

2.1 Die Auswirkungen von Hormonen – 10

2.2 Gynäkologische Erstuntersuchung – 12

Literatur – 13

T. Siekmann, *Sexualerziehung und gesundheitliche Aufklärung für Mädchen und junge Frauen,*
DOI 10.1007/978-3-662-48601-6_2, © Springer-Verlag Berlin Heidelberg 2016

Das Wort Pubertät bedeutet auf Deutsch »Geschlechtsreife«. In der Pubertät entwickelt sich der weibliche Körper durch eine Veränderung der Hormonausschüttung von dem eines Mädchens zu dem einer Frau.

Man unterscheidet zwischen primären und sekundären Geschlechtsmerkmalen. Zu den primären Geschlechtsmerkmalen gehören die Eierstöcke, Eileiter, Gebärmutter, Scheide, Schamberg und die Schamlippen (Ovarien, Tuba uterina, Uterus, Vagina, Mons pubis, Labium pudendum). Zu den sekundären Geschlechtsmerkmalen zählen die Menstruation, Brüste, Achsel- und Schambehaarung und die weibliche Körperfettverteilung (breiteres Becken etc.).

Merke

Primäre Geschlechtsmerkmale: Eierstöcke, Eileiter, Gebärmutter, Scheide, Schamberg, Schamlippen
Sekundäre Geschlechtsmerkmale: Menstruation, Brüste, Achsel- und Schambehaarung, weibliche Körperfettverteilung

2.1   Die Auswirkungen von Hormonen

Die weibliche Pubertät findet ungefähr ab dem 8. Lebensjahr, meist jedoch zwischen dem **10. und 14. Lebensjahr** statt. Dies ist der Zeitpunkt, an dem die vermehrte Produktion der Sexualhormone beginnt. Das Gehirn setzt Hormone frei, die wiederum die Freisetzung von Sexualhormonen aus den Eierstöcken bewirken (Aktivierung des hypothalamisch-hypophysär-gonadalen Systems).

Weibliche Sexualhormone (Östrogene und Gestagene) induzieren eine Vielzahl von unterschiedlichen Reaktionen in der Pubertät. Die äußeren und inneren Geschlechtsorgane beginnen zu wachsen (durch Östrogene, Gonadotropine). Männliche Sexualhormone (Androgene) bewirken ca. ab dem 11. Lebensjahr bei Mädchen das Wachstum der Achsel- und Schambehaarung (Pubarche). Ungefähr zum gleichen Zeitpunkt beginnt das Wachstum der Brüste (Östrogene, Thelarche) (Kimmig et al. 2004). Ferner zeichnet sich eine Hyperpigmentierung der Brustwarze ab.

Die Brustentwicklung und das Wachstum der Schamhaare kann in verschiedene Stadien eingeteilt werden. In der Pubertät zeigen die Mädchen einen Wachstumsschub, und die Körperfettverteilung verändert sich stark (Androgene, Östrogene). Die Brüste, die Hüften und das Gesäß gewinnen an Umfang. Dies kann für Patientinnen mit **Essstörung** oder **Geschlechtsidentitätsstörung** unter Umständen zu großen Schwierigkeiten führen.

Merke

Wachstum der äußeren und inneren Geschlechtsorgane: Östrogene, Gonadotropine
Wachstum der Achsel- und Schambehaarung: Androgene
Wachstum der Brüste: Östrogene
Wachstumsschub und Veränderung der Körperfettverteilung: Androgene, Östrogene
Menarche: Östrogene, Gestagene

In der Pubertät führt die vermehrte Hormonproduktion zu einem weißlichen Ausfluss (»**Weißfluss**«), der meist nach ca. 6-12 Monaten sistiert (BZgA 2009). Auf das Auftreten des Weißflusses folgt die **Menarche** (Östrogene, Gestagene). Als Menarche wird die erste Menstruationsblutung (die auf einen/mehrere meist anovulatorische Zyklen folgt) bezeichnet. Die Menarche tritt zwischen dem 9. und 15. Lebensjahr, meist jedoch mit 12 Jahren auf (Angstwurm u. Kia 2014; Gruber u. Blanck 2014).

In der Pubertät kann es durch die körperlichen Veränderungen zu einer Berührungsempfindlichkeit der Brüste kommen. Ferner sind ein schmerzhafter Zyklus und Menstruationsschmerzen keine Seltenheit. Die Behandlungsoptionen gegen Menstruationsbeschwerden reichen von lokaler Wärmeapplikation über Schmerzmittel bis zu Hormonpräparaten, die vom Arzt verschrieben werden müssen.

Zu den weiteren körperlichen Veränderungen in der Pubertät gehören unreine Haut, vermehrte Schweißproduktion und erhöhte Fettproduktion der Kopfhaut, was zu »fettigen« Haaren führt. Durch die erhöhte Schweiß- und Fettproduktion ist eine **Anpassung des Hygieneverhaltens** unumgänglich. Die Veränderungen des Hautbildes können von leichten Unreinheiten bis zu schwerer Akne reichen, welche eine Vorstellung beim Hautarzt empfehlenswert macht.

Die **Hormonumstellung** bringt auch psychische Veränderungen mit sich. Viele Jugendliche leiden unter Stimmungsschwankungen oder depressiven Verstimmungen, und manche entwickeln suizidale Gedanken. Außerdem schwanken Pubertierende häufig zwischen Selbstüberschätzung und -kritik und leiden unter starken Gefühlsausbrüchen (Buchta et al. 2006). Auch ist die Pubertät der Zeitpunkt, zu dem die Mädchen romantische Gefühle für das andere (oder eigene) Geschlecht entwickeln. Auch diese Gefühle können für Heranwachsende neu und beängstigend sein.

Die zahlreichen körperlichen Veränderungen in der Pubertät bringen eine neue Identitätsfindung mit sich, da sich die Jugendliche nun in ihrer neuen Rolle zurechtfinden muss. Häufig gewinnt auch das Aussehen an Bedeutung. Durch die Pubertät sind Jugendliche starken physischen und psychischen Veränderungen ausgesetzt. Die

Verarbeitung und Bewältigung derer bedarf guter Aufklärung und psychischer Widerstandsfähigkeit (Resilienz).

Merke

Pubertierende sind starken physischen und psychischen Veränderungen ausgesetzt! Dies bedarf guter Aufklärung und psychischer Widerstandsfähigkeit (Resilienz)!

2.2 Gynäkologische Erstuntersuchung

Mit Beginn der Pubertät setzen sich viele junge Frauen häufig erstmalig damit auseinander, dass ein erster Termin beim Gynäkologen vereinbart werden sollte. Es ist ratsam, dass jede junge Frau, auch ohne Beschwerden, einen Termin beim Frauenarzt wahrnimmt. Zum einen können »Berührungsängste« und Vorurteile abgebaut werden, zum anderen können Fragen geklärt und in einer möglichen Untersuchung körperliche Veränderungen und Erkrankungen gefunden werden. Viele Mädchen haben Angst vor dem ersten Termin beim Gynäkologen, weshalb eine Untersuchung häufig vermieden wird.

Sie haben die Wahl, ob sie von einem männlichen oder weiblichen Arzt untersucht werden möchten. Bei einem Ersttermin mit einem Frauenarzt handelt es sich häufig nur um ein Gespräch und ein »Kennenlernen«, ohne dass die Patientin untersucht wird. Die junge Frau sollte äußern, wenn sie noch nicht bereit ist, sich untersuchen zu lassen. Auch ist es möglich, dass eine Bezugsperson (Elternteil, Freund/in) bei der Untersuchung anwesend ist, wenn die Patientin dies wünscht.

Eine gynäkologische Untersuchung besteht regelhaft aus einer Anamnese, die sowohl soziale als auch sexuelle Themen wie Verhütung oder Krankheiten mit einschließt. Im Folgenden wird die Patientin untersucht. Junge Mädchen werden häufig nur »von außen« untersucht, d. h., dass der Frauenarzt nicht mit dem Finger/Ultraschallgerät/Spekulum in die Patientin eindringt. Dies ist in der Regel nur bei besonderen Indikationen (Schmerzen, pathologische Veränderungen etc.) nötig. Der Gynäkologe tastet die Patientin durch die Bauchdecke ab und macht einen Ultraschall, mit dem die Genitalien dargestellt werden können. Im Verlauf wird der Gynäkologe auch einen Ultraschall durch die Vagina durchführen und mittels eines medizinischen Instruments (Spekulum) die Genitalien untersuchen und Abstriche nehmen.

Tipp

Auch jede körperlich gesunde Jugendliche sollte in der Pubertät einen Frauenarzttermin wahrnehmen. Dies baut Berührungsängste ab und verringert im Krankheitsfall die Hemmschwelle, einen solchen Termin zu vereinbaren.

Literatur

Angstwurm M, Kia T (Hrsg) (2014) mediscript StaR 13. Das Staatsexamens-Repetitorium zur Gynäkologie. Urban & Fischer/Elsevier, München

Buchta M, Höper DW, Sönnichsen AC (Hrsg) (2006) Das Hammerexamen. Urban & Fischer/Elsevier, München

BZgA (2013) Sex 'n' tipps. Körper und Gesundheit. Bundeszentrale für gesundheitliche Aufklärung, Köln

Gruber S, Blanck S (2014) BASICS Gynäkologie und Geburtshilfe, 5. Aufl. Urban & Fischer/Elsevier, München

Kimmig R, Knitza R, Girschick G et al. (2004) gynäkologie pur. Börm Bruckmeier, Grünwald

Hygiene

Tabea Siekmann

3.1   Hygienemaßnahmen – 16

3.2   Hygiene während der Menstruation – 17

Literatur – 18

T. Siekmann, *Sexualerziehung und gesundheitliche Aufklärung für Mädchen und junge Frauen,*
DOI 10.1007/978-3-662-48601-6_3, © Springer-Verlag Berlin Heidelberg 2016

Durch die erhöhte Hormonproduktion in der Pubertät verändern sich einige Körperfunktionen gravierend. Die Aktivität der Schweiß- und Talgdrüsen wird deutlich gesteigert. Dies führt zu einem unreinen Hautbild (bis hin zu fulminanter Akne) und schnell fettendem Haar. Ferner führt die erhöhte Schweißproduktion dazu, dass die Jugendlichen schneller unangenehm riechen. Auch entwickeln sie einen weißlichen Ausfluss (»Weißfluss«) und im Verlauf die Menstruation. Die körperlichen Veränderungen machen eine Anpassung und Steigerung des Hygieneverhaltens unabdingbar.

3.1   Hygienemaßnahmen

Aus der Praxis
»Es ist wichtig, dass ihr euch mindestens alle zwei Tage duscht. Was solltet ihr an dem Tag tun, an dem ihr nicht duscht?«Jugendliche (16 Jahre):»Nicht schwitzen?«

Jugendliche sollten sich täglich (mindestens alle zwei Tage) – bis auf einige wenige Ausnahmen bei speziellen körperlichen Erkrankungen – duschen und sich regelmäßig die Haare waschen. An den übrigen Tagen sollten sich die Jugendlichen mit einem Waschlappen gründlich waschen. Auch sollten sie sich duschen und ihre Kleidung wechseln, wenn sie Sport getrieben haben. Waschen sollten sich die Jugendlichen mit viel Wasser und wenig Seife. Auf aggressive Hygieneprodukte sollte verzichtet werden, um die natürliche Flora und den pH-Wert der Haut nicht zu zerstören.

Wichtig ist es auch, beim Waschen mit dem Waschlappen bei der Reinigung der Körperteile die richtige **Reihenfolge** zu beachten. Zuerst sollte das Gesicht gereinigt werden. Darauf sollten die Achseln und die Füße folgen. Zum Schluss sollte die Genitalregion und zuletzt der After gereinigt werden. Es ist wichtig, den Waschlappen zwischen dem Waschen der einzelnen Körperteile gut auszuwaschen oder zu wechseln. Die Einhaltung der korrekten Reihenfolge ist wichtig, um die Verbreitung von Krankheitserregern (insbesondere Darmkeimen) zu verhindern. Sollten die Mädchen bemerken, dass ihre Haut (vor allem in den kalten Wintermonaten) dazu neigt auszutrocknen, kann der Gebrauch von Körperlotionen hilfreich sein.

Die Mädchen müssen während der Pubertät darauf achten, dass sie regelmäßig ihre Kleidung wechseln. Unterwäsche und Socken sollten täglich gewechselt werden. Auch bei T-Shirts kann es nötig sein, täglich ein frisches anzuziehen. Alle anderen Kleidungsstücke sollten regelmäßig und nach Bedarf gewechselt werden.

> **Merke**
>
> In der Pubertät muss die Körperhygiene intensiviert werden: Regelmäßiges Duschen, Zähne putzen, Kleiderwechsel und die Benutzung von Deodorant sind wichtig!

Auch ist es wichtig, dass auf die **Mundhygiene** geachtet wird. Die Mädchen sollten sich mindestens zweimal am Tag (morgens und abends) die Zähne gründlich putzen. Außerdem sollten die Ohren regelmäßig gesäubert werden. Durch die erhöhte Schweißproduktion sollte die Benutzung eines Deodorants empfohlen werden. Parfum hingegen sollte nur sparsam und nicht anstelle einer adäquaten Körperhygiene genutzt werden.

Viele Mädchen beginnen in der Pubertät, sich die Beine zu rasieren. Ferner rasieren sich die Jugendlichen häufig auch die Achsel- und Schamhaare. Dies ist aus hygienischen Gründen nicht zwangsläufig notwendig, und die Ausprägungen der Rasur sind Trends unterworfen.

3.2 Hygiene während der Menstruation

Insbesondere während der Menstruation ist es wichtig, dass die Mädchen sich gründlich waschen. In geronnenem Blut können sich rasch Bakterien ansiedeln, die eine Infektion begünstigen können. Zwischen den Menstruationen und während des Weißflusses können die Jugendlichen Slip-Einlagen verwenden. Slip-Einlagen gibt es in unterschiedlichen Formen, so dass es für jede Unterwäsche die passende gibt. Auch gibt es parfümierte und unparfümierte Ausführungen. Während der Menstruation haben die jungen Frauen die Wahl zwischen der Benutzung von Binden oder Tampons. Bei Tampons handelt es sich um gepresste Watte, in die ein »Rückholbändchen« eingearbeitet ist. Der Tampon wird während der Menstruation in die Vagina eingeführt und saugt dort das Menstruationsblut auf. Tampons sind in unterschiedlichen Größen erhältlich.

Ein Tampon soll regelmäßig gewechselt werden, um eine Infektion zu vermeiden. Bei unsachgemäßer Anwendung, z. B. zu langem Belassen des Tampons in der Vagina, kann es zum **toxischen Schock-Syndrom** kommen. Es ist möglich, dass der Tampon durch zu langes Belassen mit Toxinen bildenden Bakterien (Staphylococcus aureus) besiedelt wird. Diese Infektion zeigt sich klinisch unter anderem durch hohes Fieber, Erbrechen, Kopfschmerzen, Haut- und Schleimhautreaktionen (palmoplantare Desquamation), Konjunktivitis und Myalgien. Die Therapie besteht in der Entfernung des Tampons, Antibiotikagabe und Schocktherapie (Kimmig et al. 2004).

Tipp

Sollten die Jugendlichen unerfahren/unsicher im Umgang mit Tampons sein, können Tampons gemeinsam angeschaut und evtl. in eine Schüssel Wasser gelegt werden, um die unterschiedlichen Größenunterschiede (der verschiedenen Ausführungen) deutlich zu machen.

Aus der Praxis
Jugendliche (14 Jahre): »Binden sind voll unhygienisch. Ich will nicht sehen, wieviel Blut kommt. Deshalb benutze ich Tampons.«

Häufig ist es jungen Mädchen unangenehm, Tampons zu verwenden, da sie mit ihrem Körper noch nicht vertraut sind. Diese Jugendlichen haben die Möglichkeit, Binden zu verwenden. Binden sind Einlagen für die Unterwäsche aus hoch saugfähigen Materialien. Binden fangen das Menstruationsblut außerhalb der Vagina auf. Auch Binden gibt es in unterschiedlichen Größen, und sie müssen regelmäßig gewechselt werden.

Wichtig ist auch das **Hygieneverhalten während des Toilettenganges**. Essentiell ist, dass sich die Jugendlichen von der Vulva nach hinten zum After säubern, um eine Infektion der Genitalien mit Darmbakterien (z. B. E. coli) zu vermeiden. Weiterhin ist es sehr wichtig, dass sich die Mädchen nach der Toilettenbenutzung die Hände waschen, um eine Kontamination ihrer Umwelt und ihrer selbst mit Bakterien zu vermeiden.

Literatur

Kimmig R, Knitza R, Girschick G et al. (2004) gynäkologie pur. Börm Bruckmeier, Grünwald

Die weibliche Anatomie und der weibliche Zyklus

Tabea Siekmann

4.1   Anatomie des weiblichen Körpers – 20

4.2   Weiblicher Zyklus – 22

4.3   Zyklusstörungen – 24

4.4   Ausführliche Hintergrundinformation für interessierte Leser – 25
4.4.1   Anatomie des weiblichen Körpers – 25
4.4.2   Weiblicher Zyklus – 27

        Literatur – 29

T. Siekmann, *Sexualerziehung und gesundheitliche Aufklärung für Mädchen und junge Frauen*,
DOI 10.1007/978-3-662-48601-6_4, © Springer-Verlag Berlin Heidelberg 2016

Die Grundlage für die folgenden Ausführungen bilden Gruber u. Blanck (2014), Angstwurm u. Kia (2014) sowie Kimmig et al. (2004).

4.1   Anatomie des weiblichen Körpers

Um die Mechanismen des weiblichen Zyklus zu verstehen, ist es wichtig, mit den anatomischen Grundlagen des Körpers vertraut zu sein.

Die **äußeren Genitalien** (Geschlechtsorgane) einer Frau (◘ Abb. 4.1) werden als Vulva bezeichnet. Die Vulva besteht aus den kleinen und großen Schamlippen, dem Scheidenvorhof, den Bartholin-Drüsen und dem Kitzler. Ferner gehört zu den äußeren Genitalien der Schamberg. Die äußeren Schamlippen sind behaart und besitzen Talg-, Schweiß- und Duftdrüsen, wohingegen die inneren Schamlippen nicht behaart sind und ausschließlich Talgdrüsen aufweisen. Die Bartholin-Drüsen sind paarig und münden zwischen den kleinen Schamlippen. Die Klitoris (Kitzler) ähnelt im Aufbau dem Aufbau des Penis und beinhaltet venöse Schwellkörper. Die äußeren Geschlechtsorgane werden durch das Jungfernhäutchen von den inneren Genitalien abgetrennt. Das **Jungfernhäutchen** wird zumeist durch Mikrotraumen (Masturbation, Geschlechtsverkehr) zerstört.

> **Merke**
>
> Äußere Genitalien: Vulva (kleine und große Schamlippen, Scheidenvorhof, Bartholin-Drüsen, Klitoris) und Schamberg

Die **inneren Genitalien** der Frau (◘ Abb. 4.2) bestehen aus der Gebärmutter, den Adnexen (Eierstock, Eileiter) und der Scheide. Die Scheide ist ein ca. 8-10 cm langer Muskelschlauch. Das obere Ende der Scheide stößt an den Muttermund, die untere Öffnung der Gebärmutter.

Das Gewebe der **Scheide** (Vagina) verändert sich situations- und zyklusabhängig. Prämenstruell (hormonabhängig) und während der sexuellen Erregung kommt es zu einer erhöhten Flüssigkeitsausscheidung. Auch die Bartholin-Drüsen tragen zur Entstehung des Scheidensekrets bei. Der pH-Wert der Scheide einer geschlechtsreifen Frau liegt zwischen 3,5 und 5,5. Die Scheide ist mit Döderleinbakterien besiedelt, die Milchsäure bilden und ein saures Scheidenmilieu erschaffen. Das saure Milieu verhindert die Ausbreitung von pathogenen Keimen.

Die **Gebärmutter** (Uterus) ist ein ca. 8 cm langes Hohlorgan. Die Gebärmutterschleimhaut besteht aus 2 Schichten, wobei sich die innere Schicht zyklusabhängig aufbaut und bei der Menstruation abgestoßen wird. Die Gebärmutter ist das Organ, in dem das ungeborene Kind in einer Schwangerschaft heranreift.

Die **Adnexe** bestehen aus den Eileitern (Tube) und den Eierstöcken (Ovar). Die Eileiter sind je ca. 12 cm lang und verbinden die Ge-

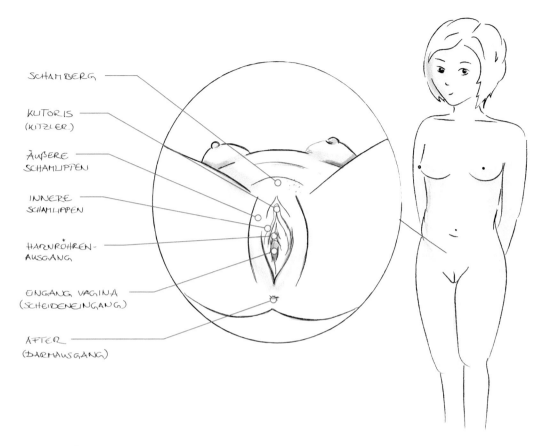

SCHAMBERG

KLITORIS
(KITZLER)

ÄUSSERE
SCHAMLIPPEN

INNERE
SCHAMLIPPEN

HARNRÖHREN-
AUSGANG

ENGANG VAGINA
(SCHEIDENEINGANG)

AFTER
(DARMAUSGANG)

◨ **Abb. 4.1** Äußere Geschlechtsorgane der Frau

bärmutter mit der Umgebung des Eierstocks. Das offene Ende jedes
Eileiters ist trichterförmig und endet in fransenartigen Ausläufern.
Die Eileiter sind einerseits dafür verantwortlich, das Ei nach dem Ei-
sprung aufzunehmen, und zum anderen sind sie der Befruchtungsort
der Eizelle. Die Eierstöcke sind ca. 3×2×1 cm groß und mandelför-
mig. Eierstöcke bestehen aus einer Rinde und einem Markraum. Die
Rinde ist der Ort, in dem die Hormone produziert werden und die
Follikel heranreifen. Der Markraum besteht aus vielen Gefäßen und

Merke

Innere Genitalien: Gebärmutter, Adnexe (Eierstöcke und Eileiter),
Scheide

Bindegewebe.
Zu den Geschlechtsorganen gehören auch die **Brüste** (Mammae). Ihre
Funktion ist die Ernährung des Säuglings. Ferner dienen sie auch

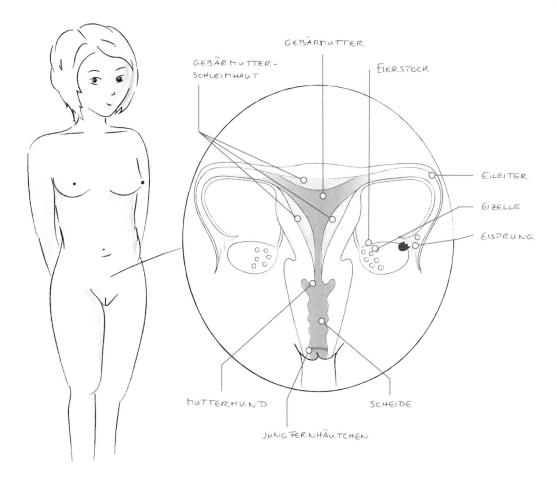

GEBÄRMUTTER

GEBÄRMUTTER-
SCHLEIMHAUT

EIERSTOCK

EILEITER

EIZELLE

EISPRUNG

MUTTERMUND

SCHEIDE

JUNGFERNHÄUTCHEN

◘ Abb. 4.2   Innere Geschlechtsorgane der Frau

als Geschlechtsmerkmal. Die Größe der Brüste ist genetisch determiniert. Brüste bestehen aus Fettgewebe und Drüsenkörpern. Die Muttermilch wird in den Milchbläschen gebildet. Der Warzenvorhof umgibt die Brustwarze. Auch die Brüste verändern sich, wie die restlichen Geschlechtsorgane, zyklusabhängig.

4.2   Weiblicher Zyklus

Alle Eizellen, die im Laufe des Lebens einer Frau heranreifen, wurden vor der Geburt angelegt. Jeden Monat reift während des weiblichen Zyklus bei der geschlechtsreifen Frau ein befruchtungsfähiges Ei heran. Sollte es nach der Heranreifung des Eis nicht zu einer Befruchtung und Einnistung desselben kommen, folgt die Menstruation.

Der **Menstruationszyklus** dauert 28 ±3 Tage, wenn er sich nach der Pubertät stabilisiert und eingependelt hat. Der erste Zyklustag beginnt mit Beginn der Menstruation. Der ovarielle Zyklus wird unterteilt in die Follikelphase und die Lutealphase.

> **Merke**
>
> Dauer des Menstruationszyklus: 28 ±3 Tage

In der **Follikelphase** reifen die Eier (Follikel) heran. Das Follikelstimulierende Hormon (FSH) bewirkt die Reifung einer Gruppe von Follikeln (Angstwurm u. Kia 2014). Im Laufe ihrer Reifung durchlaufen sie unterschiedliche Stadien, wobei das am weitesten entwickelte Ei während des Eisprungs springt. Während der Follikelphase erhöht sich die Östrogenkonzentration stark. Die erhöhte Östrogenkonzentration induziert die vermehrte Ausschüttung des luteinisierenden Hormons (LH). Dies löst den Eisprung aus.

Die erhöhte Östrogenkonzentration in der Follikelphase des ovariellen Zyklus beeinflusst eine Reihe weiterer körperlicher Veränderungen. Östrogene bereiten den Uterus auf eine mögliche Schwangerschaft vor. Um den Transport der Eizelle in den Eileitern zu erleichtern, erhöhen Östrogene die Motilität. Das Zervixsekret wird flüssiger. Weiterhin wirkt Östrogen auf viele weitere Organe ein: Lunge, Knochen, Darm, Haut/Bindegewebe, Gefäße. Besonders bedeutsam für viele Jugendliche ist die Wirkung der Östrogene auf das zentrale Nervensystem. So wirken Östrogene leicht **libidofördernd** und **stimmungsaufhellend**. Das Ei springt am Ende der Follikelphase, d. h., es »springt« aus dem Eierstock und wird vom Eileiter »aufgefangen«. Dies geschieht meist zwischen dem 11. und 17. Tag, in der Regel jedoch nach 14 Tagen. Nach dem Eisprung (Ovulation) beginnt die zweite Hälfte des ovariellen Zyklus, die Gelbkörperphase (Lutealphase).

> **Merke**
>
> Follikelphase: Reifung eines Eis
> Östrogenkonzentration steigt → Konzentration des luteinisieren-
> den Hormons (LH) steigt → Eisprung

Während die Dauer der Follikelphase schwankt, dauert die **Lutealphase** konstant 14 Tage. Nach der Ovulation entwickelt sich an der Stelle des Eisprungs im Eierstock das Gewebe zum Gelbkörper (Angstwurm u. Kia 2014). Der Gelbkörper produziert die Hormone Progesteron und Östradiol. In einem Zyklus, in dem keine Befruchtung der Eizelle stattfindet und die LH-Konzentration sinkt, geht der Gelbkörper zugrunde. Sollte es zu einer Befruchtung der Eizelle gekommen sein, produziert diese humanes Choriongonadotropin (HCG) und erhält damit den Gelbkörper. Auch Progesterone, die zu den Gestagenen gehören, bereiten den Körper auf eine mögliche Schwangerschaft vor.

Aus der Praxis
Jugendliche (17 Jahre): »Bevor ich meine Tage kriege, bin ich immer müde und schlapp.«

Gestagene bewirken eine Veränderung der Gebärmutter, was eine Einnistung der befruchteten Eizelle erleichtern würde. Die Hormone induzieren eine Motilitäts- und Sekretionsabnahme der Eileiter, so dass keine Eizelle mehr den Eileiter passieren kann. Das Zervixsekret wird unter dem Einfluss von Progesteron visköser und die Menge wird geringer. Ferner bewirken Gestagene eine Ausreifung der Milchgänge (der Brust), Motilitätsabnahme (Harnleiter, Darm, Blase) und wirken beruhigend auf das zentrale Nervensystem. Prämenstruell steigt häufig das Körpergewicht der Frauen, da sie zu **Ödembildung** neigen. Ferner können sie unter Durchfällen und Völlegefühl leiden und sich **weniger leistungsfähig** fühlen.

> **Merke**
>
> Lutealphase: Gelbkörper entsteht und produziert Progesteron und Östradiol

Wenn es nicht zu einer Befruchtung und Einnistung der Eizelle gekommen ist, folgt die **Menstruation**. Die oberste Gebärmutterschleimhautschicht wird in der Menstruation abgestoßen. Dies geschieht durch Kontraktionen der Gebärmutter, welche schmerzhaft sein können. Auch können die Brüste während der Menstruation schmerzen. Die erste Menstruation wird als Menarche, die letzte Menstruation als Menopause bezeichnet. Die Menstruation dauert in der Regel 3-7 Tage, und der Blutverlust beträgt im Mittel 60-120 ml. Der ovarielle Zyklus und die damit einhergehenden Hormonschwankungen bedingen eine Vielzahl an psychischen Veränderungen. In der prämenstruellen Phase sind die Jugendlichen meist gereizt und **stimmungslabil**, wohingegen sie während der Menstruation häufig **depressiv** verstimmt sein können und Rückzugstendenzen haben. Postmenstruell zeigen viele Frauen eine **erhöhte physische Leistungsfähigkeit** (Gruber u. Blanck 2014; Kimmig et al. 2004).

> **Merke**
>
> Dauer Menstruation: 3-7 Tage
> Blutverlust: 60-120 ml

◘ Abb. 4.3 zeigt den weiblichen Zyklus nochmals im Überblick.

4.3   Zyklusstörungen

Zyklusanomalien zeigen sich durch Veränderungen von **Blutungsdauer, -stärke, -zeitpunkt oder -frequenz** (Gruber u. Blanck 2014). Diese Symptome sind Anlässe, einen Gynäkologen zu Rate zu ziehen.

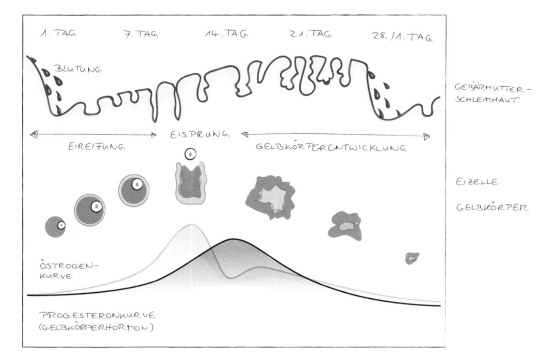

🔲 **Abb. 4.3** Der weibliche Zyklus

Auch starke Schmerzen sind Gründe, sich in fachärztliche Behandlung zu begeben. Besonders wichtig ist die Anamnese der Menstruation bei Patientinnen mit Essstörungen, da **Essstörungen** häufig mit primärer oder sekundärer Amenorrhö (Ausbleiben der Menstruation) einhergehen. Da viele Mädchen in der Pubertät Zyklusstörungen haben, bis sich der Zyklus im Verlauf eingependelt hat, ist eine differenzierte Auseinandersetzung mit dem Thema essentiell, um Ängste abzubauen und etwaige Anomalien zu identifizieren.

4.4 Ausführliche Hintergrundinformation für interessierte Leser

4.4.1 Anatomie des weiblichen Körpers

Die Grundlage für die folgenden Ausführungen bilden Gruber u. Blanck (2014) Angstwurm u. Kia (2014) sowie Kimmig et al. (2004).

Die **äußeren Genitalien** einer Frau werden als Vulva bezeichnet. Sie besteht aus den kleinen und großen Schamlippen (Labium minus pudendi, Labium majus pudendi), dem Scheidenvorhof (Vestibulum vaginae), den Bartholin-Drüsen (Glandula vestibularis major) und dem Kitzler (Klitoris erektiles). Ferner gehört zu den äußeren Genitalien der Schamberg (Mons pubis). Die äußeren Schamlippen sind behaart und besitzen Talg-, Schweiß- und Duftdrüsen, wohingegen die inneren Schamlippen nicht behaart sind und ausschließlich Talgdrüsen aufweisen. Das Vestibulum vaginae liegt zwischen den Labia minora und dem Hymenalsaum. Die Bartholin-Drüsen sind paarig und münden ins Vestibulum. Die Klitoris ähnelt im Aufbau dem Aufbau des Penis und beinhaltet venöse Schwellkörper. Die äußeren Geschlechtsorgane werden durch das Jungfernhäutchen (Hymen) von den inneren Genitalien abgetrennt. Das Hymen wird zumeist durch Mikrotraumen (Masturbation, Geschlechtsverkehr) zerstört.

Die **inneren Genitalien** der Frau bestehen aus der Gebärmutter (Uterus), den Adnexen (Eierstock (Ovar), Eileiter (Tube)) und der Scheide (Vagina). Die Vagina ist ein ca. 8-10 cm langer Muskelschlauch und mit Plattenepithel (mehrschichtig, unverhornt, ohne Drüsen) ausgekleidet. Das obere Ende der Scheide stößt an den Muttermund (Portio), die untere Öffnung des Uterus. Das Vaginaepithel verändert sich situations- und zyklusabhängig. Prämenstruell (hormonabhängig) und während der sexuellen Erregung kommt es zu einer erhöhten Flüssigkeitsausscheidung (Transsudation). Auch die **Bartholin-Drüsen** tragen zur Entstehung des Scheidensekrets bei.

Der pH-Wert der Vagina einer geschlechtsreifen Frau liegt zwischen 3,5 und 5,5. Die Vagina ist mit Döderleinbakterien besiedelt, die Milchsäure bilden und ein saures Vaginalmilieu erschaffen. Das saure Milieu verhindert die Ausbreitung von pathogenen Keimen.

Der **Uterus** ist ein ca. 8 cm langes Hohlorgan und unterteilt sich in die Portio vaginalis (der Zervixanteil, der in die Vagina reicht), den Gebärmutterhals (Cervix uteri), den Isthmus uteri (Übergang zwischen Cervix und Corpus), den Uteruskörper (Corpus uteri) und die Uteruskuppe (Fundus uteri). Der Uterus besteht aus drei Schichten: Von außen nach innen Perimetrium, Myometrium (Uteruswand aus glatter Muskulatur) und Endometrium (Uterusschleimhaut). Die Uterusschleimhaut besteht aus zwei Schichten, wobei sich die innere Schicht zyklusabhängig aufbaut und bei der Menstruation abgestoßen wird. Der Uterus ist das Organ, in dem das ungeborene Kind in einer Schwangerschaft heranreift.

Die **Adnexe** bestehen aus den Tuben und den Ovarien. Die Tuben sind je ca. 12 cm lang und verbinden den Fundus uteri mit der Umgebung des Ovars. Das offene Ende jeder Tube ist trichterförmig (Infundibulum tubae) und endet in fransenartigen Ausläufern (Fimbriae tubae). Die Tuben sind einerseits dafür verantwortlich, das Ei nach der Ovulation aufzunehmen, und zum anderen sind sie der Befruchtungsort der Eizelle. Die Ovarien sind ca. $3 \times 2 \times 1$ cm groß und mandelförmig. Ovarien bestehen aus einer Ovarrinde (Cortex ovarii) – dem Ort, in dem die Hormone produziert werden und die Follikel heranreifen – sowie sie aus einem Markraum (Medulla ovarii), welcher aus vielen Gefäßen und Bindegewebe besteht.

Zu den Geschlechtsorganen gehören auch die **Brüste** (Mammae). Ihre Funktion ist die Ernährung des Säuglings. Ferner dienen sie auch als Geschlechtsmerkmal. Die Größe der Mammae ist genetisch determiniert. Mammae bestehen aus Fettgewebe und Drüsenkörpern. Die Muttermilch wird in den Milchbläschen (Alveolen) gebildet. Der Warzenvorhof (Areola mammae) umgibt die Brustwarze (Mamille). Auch die Brüste verändern sich, wie die restlichen Geschlechtsorgane, zyklusabhängig.

4.4.2 Weiblicher Zyklus

Alle Eizellen, die im Laufe des Lebens einer Frau heranreifen, wurden pränatal angelegt. Jeden Monat reift während des weiblichen Zyklus bei der geschlechtsreifen Frau ein befruchtungsfähiges Ei heran. Sollte es nach der Heranreifung des Eis nicht zu einer Befruchtung und Einnistung desselben kommen, folgt die Menstruation.

Der **Menstruationszyklus** dauert 28 ±3 Tage, wenn er sich nach der Pubertät stabilisiert und eingependelt hat. Der erste Zyklustag beginnt mit Beginn der Menstruation. Der ovarielle Zyklus wird unterteilt in die Follikelphase und die Lutealphase. In der Follikelphase reifen die Eier (Follikel) heran. Das follikelstimulierende Hormon (FSH) bewirkt die Reifung einer Follikelkohorte (Angstwurm u. Kia 2014). Im Laufe ihrer Reifung durchlaufen sie unterschiedliche Stadien: Primordialfollikel → Primärfollikel → Sekundärfollikel → Tertiärfollikel → Selektion des größten Follikels → Entwicklung des Graaf-Follikels. Der Graaf-Follikel wird während der Ovulation springen. Während der Follikelphase erhöht sich die Östrogenkonzentration stark. Die erhöhte Östrogenkonzentration induziert die vermehrte Ausschüttung des luteinisierenden Hormons (LH). Dieser »**LH-Peak**« löst die Ovulation aus. Die erhöhte Östrogenkonzentration in der Follikelphase des ovariellen Zyklus beeinflusst eine Reihe weiterer körperlicher Veränderungen.

Östrogene bereiten den Uterus auf eine mögliche **Schwangerschaft** vor. Das Endometrium proliferiert, die Myometriumkontraktilität erhöht sich, und die Oxytocin-Empfindlichkeit steigt. Um den Transport der Eizelle in den Tuben zu erleichtern, erhöhen Östrogene die Motilität. Ferner wird die Sekretion der Tuben gesteigert. Die Endothelzellen der Vagina proliferieren und lagern vermehrt Glykogen ein. Das Zervixsekret wird flüssiger. Weiterhin wirkt Östrogen auf viele weitere Organe ein: Lunge (Zunahme Vitalkapazität, Lungenvolumen), Knochen (Aufbau), Darm (Steigerung der Motilität), Haut/Bindegewebe (Erhöhung Bildung von Mucopolysacchariden, elastische Fasern, Kollagen), Gefäße (Vasodilatation).

Besonders bedeutsam für viele Jugendliche ist die **Wirkung der Östrogene** auf das zentrale Nervensystem. So wirken Östrogene leicht libidofördernd und stimmungsaufhellend.

Der Graaf-Follikel springt am Ende der **Follikelphase,** d. h., es »springt« aus dem Ovar und wird vom Fimbrientrichter der Tube

»aufgefangen«. Dies geschieht meist zwischen dem 11. und 17. Tag, in der Regel jedoch nach 14 Tagen.

Nach dem Eisprung (Ovulation) beginnt die zweite Hälfte des ovariellen Zyklus, die Gelbkörperphase (Lutealphase). Während die Dauer der Follikelphase schwankt, dauert die Lutealphase konstant 14 Tage. Nach der Ovulation entwickeln sich an der Stelle des Eisprungs im Ovar das Gewebe zum Gelbkörper (Corpus luteum) (Angstwurm u. Kia 2014). Das Corpus luteum produziert die Hormone Progesteron und Östradiol. In einem Zyklus, in dem keine Befruchtung der Eizelle stattfindet und die LH-Konzentration sinkt, geht das Corpus luteum zu Grunde. Sollte es zu einer Befruchtung der Eizelle gekommen sein, produziert diese humanes Choriongonadotropin (HCG), und erhält damit das Corpus luteum.

Auch **Progesterone**, die zu den Gestagenen gehören, bereiten den Körper auf eine mögliche Schwangerschaft vor. Gestagene bewirken im Uterus eine Abnahme der Kontraktilität und eine Umwandlung des Endometriums, was eine Einnistung der befruchteten Eizelle erleichtern würde. Die Hormone induzieren eine Motilitäts- und Sekretionsabnahme der Tuben, so dass keine Eizelle mehr die Tube passieren kann. Das Zervixsekret wird unter dem Einfluss von Progesteron visköser und die Menge wird geringer. Ferner bewirken Gestagene eine Abschilferung der vaginalen Epithelzellen, eine Ausreifung der Milchgänge (Brust), eine Motilitätsabnahme (Harnleiter, Darm, Blase) und wirken sedativ auf das zentrale Nervensystem.

Prämenstruell steigt häufig das Körpergewicht der Frauen, da sie zu Ödembildung neigen. Ferner können sie unter Diarrhoen und Völlegefühl leiden und sich weniger leistungsfähig fühlen.

Wenn es nicht zu einer Befruchtung der Eizelle gekommen ist, folgt die Progesteron-Entzugsblutung, die **Menstruation**. Die oberste Endometriumschicht wird in der Menstruation abgestoßen. Dies geschieht durch Kontraktionen des Uterus, welche schmerzhaft sein können. Auch können die Brüste während der Menstruation schmerzen (Mastodynie).

Die erste Menstruation wird als **Menarche** bezeichnet, die letzte Menstruation als Menopause. Die Menstruation dauert in der Regel 3-7 Tage, und der Blutverlust beträgt im Mittel 60-120 ml.

Der ovarielle Zyklus und die damit einhergehenden Hormonschwankungen bedingen eine Vielzahl an psychischen Veränderungen. In der prämenstruellen Phase sind die Jugendlichen meist gereizt und stimmungslabil, wohingegen sie während der Menstruation häufig depressiv verstimmt sein können und Rückzugstendenzen haben. Postmenstruell zeigen viele Frauen eine erhöhte physische Leistungsfähigkeit (Gruber u. Blanck 2014; Kimmig et al. 2004).

Literatur

Angstwurm M, Kia T (Hrsg) (2014) mediscript StaR 13. Das Staatsexamens-Repetitorium zur Gynäkologie. Urban & Fischer/Elsevier, München

Gruber S, Blanck S (2014) BASICS Gynäkologie und Geburtshilfe, 5. Aufl. Urban & Fischer/Elsevier, München

Kimmig R, Knitza R, Girschick G et al. (2004) gynäkologie pur. Börm Bruckmeier, Grünwald

Sexuelle Identität und Toleranz

Tabea Siekmann

5.1   Sexuelle Orientierungen – 32

5.2   Rechtliche Hintergründe – 33

        Literatur – 34

T. Siekmann, *Sexualerziehung und gesundheitliche Aufklärung für Mädchen und junge Frauen*,
DOI 10.1007/978-3-662-48601-6_5, © Springer-Verlag Berlin Heidelberg 2016

5.1   Sexuelle Orientierungen

Es gibt unterschiedliche sexuelle Orientierungen. Manche Menschen wissen schon sehr früh, ob sie sich zum gleichen, zum anderen oder zu beiden Geschlechtern hingezogen fühlen. Manche Jugendliche werden sich über ihre sexuelle Orientierung in der Pubertät klar. Manchmal ändert sich die sexuelle Orientierung im Laufe des Lebens, oder man wird sich erst im Erwachsenenalter seiner Orientierung bewusst.

> **Merke**
>
> Alle sexuellen Orientierungen sind gleichwertig!

Aus der Praxis
Jugendliche (13 Jahre): »Seit einem Jahr weiß ich, dass ich lieber ein Junge sein will. Seitdem sagen sie in der Schule schlimme Dinge zu mir. Sie schlagen und treten mich.«

Die häufigsten sexuellen Orientierungen sind Bisexualität (beide Geschlechter), Heterosexualität (gegengeschlechtlich) und Homosexualität (gleichgeschlechtlich). Homosexuelle Frauen werden als »lesbisch« bezeichnet, homosexuelle Männer als »schwul«. Außerdem gibt es pan-, a- und transsexuelle Menschen.

Die Variabilität der Orientierung ist **nicht pathologisch** und wird somit nicht als Krankheit angesehen. Die unterschiedlichen sexuellen Orientierungen können folglich nicht nach ICD-10 klassifiziert werden (Remschmidt et al. 2012).

Vor dem deutschen Gesetz sind alle Menschen gleich[1]. Zusätzlich ist gesetzlich festgelegt, dass Menschen nicht aufgrund ihrer sexuellen Identität diskriminiert werden dürfen[2]. Dennoch sind viele Jugendliche, die sich in der Pubertät ihrer sexuellen Orientierung bewusst werden (und dies kommunizieren: »Coming out«), der Diskriminierung durch manche Menschen ausgesetzt, sollten sie nicht heterosexuell sein. Aus diesem Grund wird an dieser Stelle besonders darauf hingewiesen, dass es essentiell ist, den Mädchen folgendes zu vermitteln: Kein Lebewesen dieser Welt darf diskriminiert werden. Alle Menschen, unabhängig von ihrer sexuellen Orientierung, sind gleich. Sie haben dieselben Rechte und Pflichten und sollen sich aufgrund ihrer Orientierung nicht minderwertig fühlen. Jeder Mensch soll mit Respekt behandelt werden. Denselben Respekt soll jeder Mensch auch sich selbst gewähren.

---

1   ▶ https://www.bundestag.de/bundestag/aufgaben/rechtsgrundlagen/grundgesetz/gg_01/245122. Zugegriffen: 11.01.2015

2   ▶ http://www.gesetze-im-internet.de/agg/BJNR189710006.html. Zugegriffen: 22.07.2015

> **Tipp**
>
> Manche Jugendliche haben aufgrund ihrer sexuellen Orientierung Erfahrungen mit Diskriminierung machen müssen. Dies sollte thematisiert werden (sollte die Jugendliche tiefergehend traumatisiert sein, sollte auf die weiterführende Thematisierung verzichtet und professionelle Hilfe in Anspruch genommen werden). Es soll betont werden, dass alle Menschen gleich sind und keine sexuelle Orientierung »besser« ist als eine andere. Ferner muss deutlich werden, dass niemand diskriminiert werden darf.

5.2 Rechtliche Hintergründe

In der Pubertät beginnen die Jugendlichen, vermehrt Verliebtheitsgefühle für das andere oder das gleiche Geschlecht zu entwickeln. Auch wächst das Interesse an (sexuellen) Beziehungen. Sexuelle Beziehungen zwischen Menschen unterschiedlichen Alters sind durch das deutsche Recht genau reglementiert. Niemand darf sexuelle Beziehungen zu Kindern unter 14 Jahren haben. Sollte jemand diese Vorgabe missachten, kann er wegen sexuellen Missbrauchs angezeigt werden. Jugendliche, die 14 oder 15 Jahre alt sind, dürfen sexuelle Kontakte zu Jugendlichen haben, wenn diese nicht unter 14 oder über 21 Jahre alt sind. Ab 16 Jahren dürfen die Jugendlichen sexuelle Kontakte zu jedem Menschen haben, wenn sie dies wünschen (außer zu Kindern unter 14 Jahren).

◘ Tab. 5.1 verdeutlicht, ab welchem Alter Jugendliche sexuelle Kontakte mit Jugendlichen welches Alters haben dürfen.

Erwachsenen ist es verboten, sexuelle Kontakte mit Schutzbefohlenen einzugehen. Romantische/sexuelle Beziehungen dürfen nur mit **Gleichberechtigten** eingegangen werden und beide Partner sollten auf »Augenhöhe« sein. Ein Machtgefälle zwischen den Partnern in einer Beziehung ist in der Regel nicht erstrebenswert. Romantische und sexuelle Beziehungen und Handlungen dürfen nie gegen den Willen des Partners vorgenommen werden. Strafbar ist es, jemanden mit Gewalt, Drohungen oder Bezahlungen zu sexuellen Handlungen zu zwingen (BZgA 2013).

◘ **Tab. 5.1** Altersgrenzen für sexuelle Kontakte (BZgA 2013)

Alter der Jugendlichen	Darf sexuelle Kontakte haben zu Jugendlichen dieses Alters
Unter 14 Jahre	Unter 14 Jahre (nicht erlaubt, aber straffrei)
14-15 Jahre	14-21 Jahre
Ab 16 Jahre	Ab 14 Jahre

> **Merke**
>
> Es ist reglementiert, ab welchem Alter Jugendliche sexuelle Kontakte zu anderen Jugendlichen/Erwachsenen haben dürfen. Ferner ist es wichtig, dass sexuelle Kontakte nur zwischen Gleichberechtigten und nie gegen den Willen einer beteiligten Person eingegangen werden dürfen.

In Deutschland ist es möglich, dass Männer und Frauen heiraten. Ferner ist es möglich, dass Menschen in gleichgeschlechtlichen Partnerschaften ihre Beziehung anerkennen lassen. Dies wird als »eingetragene Lebenspartnerschaft« bezeichnet (BZgA 2009). Menschen in **eingetragenen Lebenspartnerschaften** haben mittlerweile fast die gleichen Rechte wie Verheiratete.

Literatur

BZgA (2009) Heterosexuell? Homosexuell? Sexuelle Orientierungen und Coming-out. Bundeszentrale für gesundheitliche Aufklärung, Köln

BZgA (2013) Sex 'n' tipps. Meine Rechte. Bundeszentrale für gesundheitliche Aufklärung, Köln

Remschmidt H, Schmidt M, Poustka F (Hrsg) (2012) Multiaxiales Klassifikationsschema für psychische Störungen des Kindes- und Jugendalters nach ICD-10 der WHO, 6., korr. Aufl. Hans Huber, Bern

Gefühle und Beziehung

Tabea Siekmann

T. Siekmann, *Sexualerziehung und gesundheitliche Aufklärung für Mädchen und junge Frauen*,
DOI 10.1007/978-3-662-48601-6_6, © Springer-Verlag Berlin Heidelberg 2016

Im Laufe der Zeit entwickeln Jugendliche sowohl körperliches als auch emotionales Interesse am anderen/eigenen Geschlecht. Meist entstehen diese romantischen Gefühle für einen anderen Menschen in der Pubertät zum ersten Mal. Es gibt eine Vielzahl unterschiedlicher positiver Gefühle, die ein Mensch für einen anderen empfinden kann. Dazu gehören auch Verliebtheit und Liebe. Es gibt zahlreiche unterschiedliche Bezeichnungen für diese Gefühle. Man kann für jemanden schwärmen, verliebt sein, sich verknallen, auf jemanden stehen, Schmetterlinge im Bauch haben, die (wahre) Liebe empfinden und vieles mehr. Für jeden Menschen fühlen sich diese Emotionen in ihren vielen Facetten unterschiedlich an. Oft sind diese Gefühle für Jugendliche neu, aufregend und manchmal auch beängstigend.

> **Merke**
>
> Gefühle der Verliebtheit und Liebe können für Jugendliche sehr schön und aufregend, aber auch beängstigend sein.

Wenn Jugendliche verliebt sind, denken (und tun) sie häufig Dinge, die für Außenstehende irrational erscheinen mögen. Gedanken, die zwischen **Überschätzung und massiver Selbstkritik** schwanken, sind keine Seltenheit. Das »Objekt der Begierde« wird als makellos und perfekt angesehen. Fehler des anderen werden nicht wahrgenommen, und die Person wird glorifiziert. Meist entsteht ein Gefühl, alles für diese Person – oder um sie zu beeindrucken – zu tun, unabhängig davon, ob es für die eigene Person zu Nachteilen kommen könnte.

Die Biochemie der Verliebtheit ist noch nicht gänzlich geklärt. Viele Neurotransmitter, insbesondere das Glückshormon **Dopamin,** werden ausgeschüttet, wenn ein Mensch sich verliebt. Sie wirken dahingehend, dass starke Gefühle der Euphorie und des Glücks entstehen. Weitere **körperliche Symptome** sind eine Tachykardie (Herzrasen), trockener Mund, Erröten und andere Symptome einer Aktivierung des Sympathikus. Der Sympathikus bezeichnet einen Teil des unwillkürlichen Nervensystems. Er wird in Flucht- und Kampfsituationen des Menschen aktiviert. Die gleichen Symptome zeigen sich, wenn ein Mensch verliebt ist. Dazu zählen u. a. Weitung der Pupillen, Steigerung des Blutdrucks, Verlangsamung der Verdauung (man verspürt in dem Moment kein Hungergefühl mehr).

Jugendliche, die sich verlieben, sollten im Umgang mit diesen neuen und vielleicht beängstigenden Gefühlen unterstützt werden, sollten sie dies wünschen. Gesprächsangebote sind genauso wichtig, wie die Privatsphäre der Jugendlichen zu wahren. Ferner sollte in Gesprächen ein – bei Verliebtheit häufig fehlender – Realitätsbezug hergestellt werden. Dies ist vorrangig nötig, wenn sich die Jugendlichen **durch ihre Gefühle gefährden** (emotional oder körperlich). Dies wäre z. B. der Fall, wenn der Partner sie zwingen würde, Dinge zu tun, die sie nicht möchten, oder sie zu solchen verleiten würde, oder wenn die Jugendliche Dinge tun würde, um ihr Gegenüber zu beeindrucken (z. B. Geschlechtsverkehr, Drogen, Straftaten etc.). Auch sollten Hilfestellungen (Gespräche) angeboten werden, wenn die Jugendliche eine Beziehung eingehen und mit dem Partner intim werden möchte.

> **Tipp**
>
> Manche Jugendliche brauchen/wünschen Unterstützung im Umgang mit den unbekannten Verliebtheitsgefühlen/der ersten Beziehung. Diese Unterstützung sollte gewährt werden, wobei eine Balance zwischen der Akzeptanz der Privatsphäre und dem Erteilen von Ratschlägen/dem Geben von Hilfestellungen (Gesprächsangebote) gefunden werden muss.

Bevor eine Beziehung eingegangen wird, sollten sich die Personen zunächst richtig kennenlernen. **Bevor** sich die Jugendliche mit jemandem einlässt, sollte die Frage geklärt werden, ob das Gegenüber es ernst mit ihr meint. Sollten die Jugendliche die Situation nicht gut beurteilen können, könnten folgende Fragen hilfreich sein:

- Kann ich der Person vertrauen?
- Investiert die Person genauso viel in die Beziehung wie ich selbst?
- Hat die Person Respekt vor mir und sich selbst?
- Haben wir gemeinsame Interessen, gemeinsame Hobbies, gemeinsame Ansichten, Ideen, Träume?
- Ist die Person wertschätzend?
- Fühle ich mich bei der Person sicher und geborgen?
- Steht die Person zu mir?
- Kümmert die Person sich um mich, und sorgt sich die Person um mein Wohlergehen?
- Wahrt die Person meine Geheimnisse?
- Hat die Person davon gesprochen, Gefühle für mich zu empfinden? (Hat die Person es mir nonverbal gezeigt?)
- Bin ich stolz darauf, mit dieser Person zusammen zu sein?
- Tut die Person mir seelisch/(körperlich) gut?
- Kann die Person mich zum Lachen bringen?
- Gibt sich die Person Mühe/bemüht sie sich um mich?
- Tut die Person Dinge für mich?

Im Umkehrschluss bedeutet dies auch, dass die Person der Jugendlichen seelisch/körperlich nichts Schlechtes antun/ihr schaden sollte. Ferner darf die Person sie nicht bedrängen, beleidigen, unter Druck setzen, zwingen, bestechen etc. Sie sollte mit niemandem intim werden, vor dem sie Angst hat, Sorge hat, der/die andere könnte später etwas darüber weitererzählen oder sich lustig machen, also mit

> **Aus der Praxis**
> Jugendliche (14 Jahre): »Ich habe das erste mal Sex mit meinem Freund gehabt. Seitdem meldet er sich nicht mehr.«

jemandem, der sie respektlos oder abwertend behandelt. »Innere Werte« sollten wichtiger sein als Äußerlichkeiten.

Es gibt die unterschiedlichsten Beziehungen, in denen Menschen zueinander stehen können. Die Kombination aus sozialer und sexueller Beziehung wird als **Partnerschaft** bezeichnet. Treue, Vertrauen und Ehrlichkeit sind wichtige Voraussetzungen für eine Partnerschaft.

Geschlechtsverkehr

Tabea Siekmann

7.1   Masturbation – 40

7.2   Petting/Necking – 40

7.3   Oral-/Analverkehr – 41

7.4   Verhaltensregeln – 41

T. Siekmann, *Sexualerziehung und gesundheitliche Aufklärung für Mädchen und junge Frauen*,
DOI 10.1007/978-3-662-48601-6_7, © Springer-Verlag Berlin Heidelberg 2016

Der Begriff Geschlechtsverkehr beinhaltet viele unterschiedliche Aspekte und er erfüllt verschiedene Funktionen. Häufig ist Sexualität ein Ausdruck von **Liebe**. Geschlechtsverkehr ist aber auch die Möglichkeit, sich **fortzupflanzen,** und erfüllt oft die Funktion der **Befriedigung** der Libido. Geschlechtsverkehr ist ein Akt der Sexualität, der viele Formen haben kann wie Necking, Petting, Oral-, Analverkehr, gleichgeschlechtlichen Geschlechtsverkehr zwischen Männern oder Frauen und auch vaginale Penetration (das Einführen des erigierten Penis in die Vagina).

Am sexuellen Akt sind in der Regel zwei Menschen beteiligt; sollten drei Personen beteiligt sein, nennt man dies umgangssprachlich »Dreier«. Gleichzeitiger Geschlechtsverkehr von mehr als drei Personen wird als »Gruppensex« bezeichnet.

7.1   Masturbation

Masturbation oder Onanie ist die Bezeichnung für Selbstbefriedigung. Über die Onanie kursierten und kursieren noch immer viele Mythen. Zu diesen Legenden gehören Vorstellungen wie »Selbstbefriedigung macht blind/dumm/wahnsinnig/krank«, »von Selbstbefriedigung bekommt man Pickel«, »nur Männer masturbieren«, »nur wer Single ist, masturbiert« und vieles mehr. Keine dieser Mythen entsprechen der Wahrheit. Bei Selbstbefriedigung handelt es sich um eine Art der sexuellen Befriedigung mit sich selbst, bei der die erogenen Zonen stimuliert werden. Meist wird dabei der Orgasmus erreicht.

> **Tipp**
>
> Wichtig ist ein realistischer Umgang mit dem Thema »Masturbation«. Die Vermittlung der Tatsache, dass die Mythen nicht der Realität entsprechen, ist essentiell.

7.2   Petting/Necking

Als »**Petting**« werden sexuelle Handlungen zwischen mindestens zwei Menschen bezeichnet, bei denen diese sich gegenseitig stimulieren und sexuell erregen, ohne dass es zur Penetration kommt. »**Necking**« ist eine Form des Pettings, die sich auf den Oberkörper beschränkt.

> **Merke**
>
> Necking beschränkt sich auf den Oberkörper.

7.3　Oral-/Analverkehr

Auch Oral- und Analverkehr gehören zu den weit verbreiteten Sexualpraktiken. Beim Oralverkehr werden die Genitalien des Geschlechtspartners mit dem Mund stimuliert. Die orale Stimulation des Penis wird als »**Fellatio**« bezeichnet, die der Vulva als »**Cunnilingus**«. Die Penetration des Darms durch den Anus wird als Analverkehr bezeichnet. Sowohl beim Oral- als auch beim Analverkehr kann es zur Übertragung von Geschlechtskrankheiten kommen (prinzipiell ist auch eine Übertragung beim Petting möglich). Ferner kann es bei unvorsichtigem Praktizieren des Analverkehrs zur Verletzung des Schließmuskels kommen.

> **Merke**
>
> Auch über Anal- und Oralverkehr können Geschlechtskrankheiten übertragen werden.

Alle diese Sexualpraktiken können sowohl beim gleichgeschlechtlichen als auch beim gegengeschlechtlichen Geschlechtsverkehr angewandt werden. Auch die Verwendung unterschiedlicher Hilfsmittel bei der Masturbation oder beim Geschlechtsverkehr mit einer/mehreren Personen ist möglich. Geeignetes »Sexspielzeug« kann käuflich erworben werden. Vaginale Penetration zwischen Frau und Mann kann nicht nur der Bedürfnisbefriedigung und der Liebesbezeugung dienen, sondern auch zu einer **Schwangerschaft** führen. Oral- und Analverkehr hingegen führen nicht zur Entstehung einer Schwangerschaft.

7.4　Verhaltensregeln

Wichtig bei jeglicher Form des Geschlechtsverkehrs ist der **respektvolle Umgang** mit sich selbst und mit seinem Sexualpartner. Die Grenzen des anderen Menschen müssen toleriert werden, und die eigenen Grenzen und Wünsche sollen klar und offen kommuniziert werden. Es darf **nie gegen den Willen** des anderen gehandelt werden und auch nie gegen den eigenen Willen. Besonders Jugendliche, deren Selbstbewusstsein sich in der Entwicklungsphase befindet, sollten verinnerlichen, dass sie sich niemals zu Geschlechtsverkehr überreden oder zwingen lassen sollen. Ferner sollte Geschlechtsverkehr nie als »Gefallen« ausgeführt werden, und er sollte nicht vollführt werden, um ein »schlechtes Gewissen« abzuwenden. Auch sollten sie sich nicht schuldig fühlen, wenn sie etwas nicht tun möchten und den Geschlechtsverkehr ablehnen. Im Idealfall sind Liebe und Zuneigung Bestandteil von sexuellen Beziehungen.

Der erste Geschlechtsverkehr wird umgangssprachlich als »**das erste Mal**« bezeichnet. Die Jugendlichen sollten sich nicht drängen oder unter Druck setzen lassen. Sie sollten erst dann Geschlechtsverkehr haben, wenn sie sich auch wirklich bereit dafür fühlen. Ferner sollten sie nichts tun, nur weil Freunde aus ihrer Peergroup schon Geschlechtsverkehr haben. Außerdem gibt es kein »richtiges« Alter für den ersten Geschlechtsverkehr, denn für jeden Menschen ist es in einem anderen Alter richtig. Selbstbestimmung, Respekt, Toleranz und ein adäquater Selbstwert sind die Grundvoraussetzungen für den Aufbau von gesunden sexuellen Beziehungen.

> **Tipp**
>
> Niemand sollte sich durch »Gruppenzwang« oder ähnliche Gründe dazu drängen lassen, Geschlechtsverkehr zu haben. Die Entscheidung, Geschlechtsverkehr zu haben, sollte verantwortungsvoll getroffen werden.

Verhütung

Tabea Siekmann

8.1   Pearl-Index – 44

8.2   Kondome – 45

8.3   Orale Kontrazeptiva (Pille) – 47

8.4   Depotgestagene – 49

8.5   Weitere Östrogen-Gestagen-Kombinationspräparate – 52

8.6   Mechanische und chemische Kontrazeption – 54

8.7   Definitive Kontrazeption (Sterilisation) – 58

8.8   Natürliche Methoden – 58

8.9   Postkoitale Kontrazeption – 62

8.10   Ab wann darf ein Mädchen vom Gynäkologen hormonelle
        Kontrazeptiva verschrieben bekommen? – 63

8.11   Dürfen Jugendliche gezwungen werden zu verhüten? – 63

8.12   Pearl-Index verschiedener Kontrazeptiva im Überblick – 64

        Literatur – 65

T. Siekmann, *Sexualerziehung und gesundheitliche Aufklärung für Mädchen und junge Frauen*,
DOI 10.1007/978-3-662-48601-6_8, © Springer-Verlag Berlin Heidelberg 2016

Verhütungsmittel (Kontrazeptiva) fungieren entweder als **Empfäng-nisverhütung** (Kontrazeption) und/oder zur **Verhinderung der In-fektion** mit sexuell übertragbaren Krankheiten. Manche Verhütungs-mittel erfüllen beide Funktionen. Sie werden entweder von der Frau oder vom Mann angewendet.

> **Merke**
>
> Verhütungsmittel können Schwangerschaften und/oder die Infek-tion mit Krankheiten verhindern.

Die folgenden Ausführungen basieren auf den Werken von Angst-wurm u. Kia (2014) und Gruber u. Blanck (2014).

Zu den **hormonellen Kontrazeptiva** gehören verschiedene »Anti-Baby-Pillen«, das gestagenhaltige Intrauterinpessar (Hormonspirale), das Verhütungspflaster, das »Hormonstäbchen« (Implanon®), die Dreimonatsspritze und der Vaginalring. Ferner gibt es auch Spiralen, die mechanisch wirken und keine Hormone freisetzen (Kupferspira-len). Diese Verhütungsmethoden können ausschließlich von Frauen angewandt werden. Zu den **mechanischen Kontrazeptiva** gehören das Kondom (angewandt vom Mann), das Diaphragma, die Portio-kappe und das Intrauterinpessar. Diaphragma, Portiokappen und Intrauterinpessare werden, ebenso wie das Kondom für die Frau (Fe-midom®), von Frauen verwendet. Spermizide gehören zu den **chemi-schen Verhütungsmethoden**. Ferner gibt es einige »natürliche« Me-**thoden** wie die Knaus-Ogino-Methode, die Methode nach Billings, die Temperaturmethode, den Zykluscomputer und den Coitus inter-ruptus. Sowohl Männer als auch Frauen können sich einer Sterilisa-tion unterziehen. Dies wird als **definitive Kontrazeption** bezeichnet.

8.1   Pearl-Index

Der »Pearl-Index« benennt die Zahl der unerwünschten Schwanger-schaften pro 100 Frauen pro Jahr trotz Verwendung des jeweiligen Verhütungsmittels. Der Pearl-Index steht somit für die Zuverlässig-keit der unterschiedlichen Kontrazeptiva. Ohne Verhütungsmittel liegt der Pearl-Index bei 85 (85 von 100 Frauen sind innerhalb eines Jahres schwanger geworden). **Je niedriger der Pearl-Index ist, desto sicherer** ist die Verhütungsmethode. Der Pearl-Index berücksichtigt nicht die Frequenz der Sexualkontakte und etwaige Fehler in der An-wendung der Kontrazeptiva.

> **Merke**
>
> Mit dem Pearl-Index wird die Sicherheit eines Verhütungsmittels angegeben. Je sicherer die Verhütungsmethode ist, desto niedri-ger ist der Pearl-Index.

8.2 Kondome

Das einzige Verhütungsmittel, welches auch die Infektion mit Krankheiten verhindert, ist das **Kondom**. Aufgrund des vergleichsweise hohen Pearl-Index nutzen viele junge Frauen Kondome in Kombination mit oralen Kontrazeptiva.

> **Merke**
>
> Kondome sind die einzigen Verhütungsmittel, die die Infektion mit Krankheiten verhindern können.

Kondome (Präservative) (⬛ Abb. 8.1) werden umgangssprachlich auch als »Gummi« oder »Pariser« bezeichnet. Sie schützen sowohl vor ungewollten **Schwangerschaften** als auch vor sexuell übertragbaren **Krankheiten**. Kondome sind für jeden Menschen frei zugänglich. Sie sind frei verkäuflich in Apotheken, Supermärkten, Drogeriemärkten oder Tankstellen, und man kann sie häufig in Bars/Discotheken aus Automaten erwerben. Ferner können sie online bestellt werden. Die Kosten von Kondomen werden nicht von der Krankenkasse übernommen.

Kondome bestehen aus dünnem Latex oder (geeignet für Menschen mit Latexallergie) aus Polyurethanen. Kondome sind einzeln verpackt. Um Beschädigungen zu vermeiden, sollen sie keiner Hitze oder Druck ausgesetzt werden (nicht in Geldbeutel/Hosentasche etc. lagern). Es sollten nur »Markenkondome« mit einem entsprechenden Gütesiegel verwendet werden, um eine gute Qualität sicherstellen zu können. Außerdem sollte auf das Verfallsdatum geachtet werden, und »verfallene« Kondome sollten nicht mehr verwendet werden, da der Schutz vor Schwangerschaft und Geschlechtskrankheiten nicht mehr sichergestellt werden kann (BZgA 2013).

Das häufigste »Versagen« des Schutzes von Kondomen wird Anwendungsfehlern zugeschrieben (Pearl-Index 3-4). Aus diesem Grund ist es besonders wichtig, Jugendlichen (unabhängig ob Mädchen oder Jungen) die richtige Handhabung dieses Verhütungsmittels zu vermitteln. Für die Empfängnisverhütung sollten stets **beide Sexualpartner verantwortlich** sein. Folglich sollten alle sexuell aktiven Menschen, die mit Kondomen verhüten möchten, in der korrekten Handhabung von Kondomen geschult sein.

Kondome sollten nicht gleichzeitig mit Vaseline, Massageölen o. ä. verwendet werden, da diese das Material angreifen können und die Schutzwirkung verloren geht. Vor Öffnung der Kondomverpackung muss zwingend darauf geachtet werden, dass die Hände sauber und frei von Präejakulat (umgangssprachlich »Lusttropfen«) sind. Die Kondomverpackung soll nicht mit scharfen oder spitzen Gegenständen (Fingernägel, Schere etc.) geöffnet werden, um eine Beschädigung des Kondoms zu vermeiden.

Aus der Praxis
Anleiterin: »Kondome sind aus Latex. Aber was machst du, wenn dein Freund eine Latexallergie hat?«Jugendliche (15 Jahre): »Dann mach ich's eben ohne!«

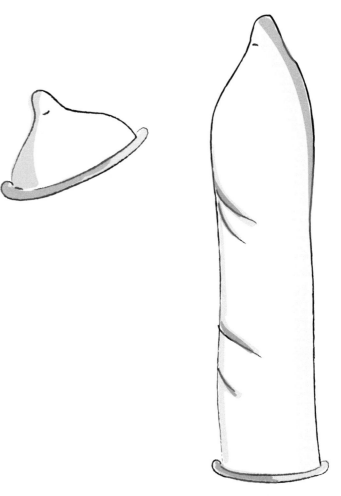

◪ **Abb. 8.1** Kondom

Nach dem Öffnen wird das Kondom auf die Eichel des erigierten Penis aufgesetzt. Der »Abrollrand« soll nach außen zeigen. Falls das Kondom versehentlich verkehrt herum auf die Eichel gesetzt wurde, muss zwingend ein neues Kondom verwendet werden. Dann soll mit zwei Fingern die Luft aus dem Reservoir gepresst und das Kondom über den Penis abgerollt werden. Nach der Ejakulation soll das Kondom am Penis festgehalten werden und vor dessen »Erschlaffung« gemeinsam mit dem Penis herausgezogen werden. So kann ein Abrutschen des Kondoms vom Penis verhindert werden. Kondome sind Einmalprodukte. Die Handhabung beeinflusst die Sicherheit dieses Verhütungsmittels.

Das Kondom für die Frau (Femidom®) wird bei der Frau vaginal eingebracht und kleidet die Scheide von innen aus. Bislang können keine Aussagen über die Zuverlässigkeit dieser Verhütungsmethode getroffen werden.

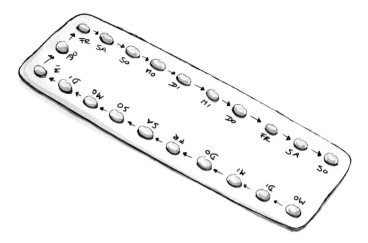

■ **Abb. 8.2** Orales Kontrazeptivum (Pille)

Erfahrung und Übung bringen Sicherheit und stärken das Selbstbewusstsein. Es ist wichtig, dass Jugendliche nicht nur theoretisch wissen, wie Kondome verwendet werden, sondern die Verwendung am Holzmodell üben, bis sie in der Handhabung sicher sind!

8.3 Orale Kontrazeptiva (Pille)

Zu den oralen hormonellen Kontrazeptiva gehören reine **Gestagenpräparate, Östrogen-Gestagen-Kombinationspräparate** und **Östrogen-Gestagen-Sequenzpräparate.** Orale hormonelle Kontrazeptiva verhüten unerwünschte Schwangerschaften, schützen aber nicht vor sexuell übertragbaren Krankheiten. Die »klassische« »Antibaby«-Pille ist ein Östrogen-Gestagen-Kombinations- oder Östrogen-Gestagen-Sequenzpräparat. Der Unterschied besteh darin, in welchem Teil des Zyklus zu dem konstant gegebenen Östrogen Gestagene gegeben werden, wie hoch die Dosierung des Gestagens ist und ob es sich im Zyklusverlauf noch erhöht. Die **Mikropille** ist ein Einphasenpräparat mit konstanter Kombination aus Östrogen und Gestagen und einem Östrogenanteil <0,035 mg (Pearl-Index <0,1) (■ Abb. 8.2).

Orale hormonelle Kontrazeptiva **(Östrogen-Gestagen-Kombinationspräparate/Östrogen-Gestagen-Sequenzpräparate)** hemmen die Ausschüttung der Hormone aus der Hypophyse über eine zentrale Rückkopplungshemmung. Der LH-Peak wird verhindert, weshalb es nicht zu einer Ovulation kommt. Östrogene in oralen hormonellen Kontrazeptiva erhöhen die Zahl der Östrogenrezeptoren und stabilisieren den Zyklus, die enthaltenen Gestagene verschlechtern die Bedingungen zur Einnistung eines Eis. Dies gelingt durch eine Abnahme der Beweglichkeit der Eileiter, eine Verdickung des Zervixschleims (der Aufstieg der Spermien wird verhindert) und eine Atrophie der Gebärmutterschleimhaut. Der Pearl-Index liegt bei 0,03-1,14.

Die Pille wird in Packungen von 21, 22 oder 28 Tabletten verkauft. In der Packung mit 28 Tabletten enthalten die letzten 7 Tabletten keinen Wirkstoff. An die 21 oder 22 eingenommenen Tabletten der anderen Darreichungsform schließen sich 6 oder 7 Tage an, an denen keine Tablette eingenommen werden soll.

Zu den absoluten **Kontraindikationen** der Ovulationshemmer gehören u. a. Thromboembolien (Blutgerinnsel), Gerinnungs-/Durchblutungsstörungen, Schlaganfall, Herzinfarkt, Bluthochdruck, Schwangerschaft, hormonempfindliche Tumoren etc. Zu den relativen Kontraindikationen gehören Diabetes mellitus, **Rauchen**, starke Krampfadern, koronare Herzkrankheit, Adipositas etc. Zu den Nebenwirkungen oraler Kontrazeptiva gehören u. a. Gewichtszunahme, venöse Thromboembolien, Herzinfarkt, Schlaganfall, Kopfschmerzen, Förderung des Wachstums hormonabhängiger Myome (gutartige Wucherungen der Gebärmutter) etc. Hormonpräparate sollten sofort abgesetzt werden, sollte eine Schwangerschaft bestehen, epileptische Anfälle neu auftreten, eine Thrombose entstehen usw.

Reine **Gestagenpräparate** können auch zur Kontrazeption eingesetzt werden. Das kardiovaskuläre Risiko (Herz und Herzkreislaufsystem betreffend) ist gering, und die Gestagenpräparate können auch in der Stillzeit verordnet werden. Das orale Gestagenpräparat wird als **Minipille** bezeichnet. Die Minipille muss zwingend an jedem Tag zur gleichen Uhrzeit (max. Abweichung 2 h) eingenommen werden, um einen sicheren Schutz bieten zu können. Zu den unerwünschten Wirkungen gehören u. a. ein unregelmäßiger Zyklus, Schmierblutungen, Akne, Gewichtszunahme, Stimmungsschwankungen und Kopfschmerzen. Der Pearl-Index liegt bei 0,4-3. Ca. 75 % der unerwünschten Schwangerschaften haben ihren Ursprung in Einnahmefehlern der Minipille.

> **Merke**
>
> Die Minipille muss immer zur gleichen Zeit genommen werden!

Orale Kontrazeptiva sind **verschreibungspflichtig** und müssen mit einem Rezept in der Apotheke gekauft werden. Die Kosten werden bis zum 20. Lebensjahr von der gesetzlichen Krankenkasse übernommen, ab dem 18. Lebensjahr fällt eine geringe Zuzahlung (Rezeptgebühr) an. Vor Verschreibung der oralen Kontrazeption sollte eine gynäkologische Untersuchung und Anamnese erfolgt sein. Ferner sollte nach ca. sechsmonatiger Behandlung mit dem Präparat eine Wiedervorstellung und Kontrolluntersuchung erfolgen. Diese Kontrolluntersuchungen sollten im halbjährlichen Rhythmus fortgeführt werden.

Orale Kontrazeptiva können wirkungslos werden oder eine abgeschwächte Wirkung zeigen, wenn die Frau unter einem **gastrointes-**

tinalen Infekt (umgangssprachlich »Magen-Darm«/Brechdurchfällen) leidet. Eine verlässliche Empfängnisverhütung kann dann nicht garantiert werden. Orale Kontrazeptiva können **Wechselwirkungen** mit anderen Medikamenten ausbilden. Einige Medikamente können die empfängnisverhütende Wirkung der Pille vermindern oder aufheben. Außerdem ist es möglich, dass orale Kontrazeptiva die Wirkung verschiedener Medikamente erhöhen oder verringern. Folgende Medikamentengruppen können die empfängnisverhütende Wirkung hemmen oder aufheben: verschiedene Antibiotika, Chemotherapeutika, Antikonvulsiva, Pilzmittel, Dexamethason, **Antidepressiva** (Imipramin), **Psychopharmaka** (z. B. Benzodiazepine, Promethazin und Johanniskrautextrakte). Orale Kontrazeptiva können u. a. die Wirkung folgender Medikamentengruppen verändern: Antihypertensiva, Diuretika und Gerinnungshemmer. Wieder andere Stoffe können zu erhöhten Nebenwirkungen bei gleichzeitiger Gabe oraler Kontrazeptiva führen, u. a. Grapefruitsaft, Cimetidin und Erythromycin. Diese Liste erhebt keinesfalls Anspruch auf Vollständigkeit. Bei jedem Medikament (unabhängig davon, ob es verschreibungspflichtig/apothekenpflichtig ist oder nicht) sollte geprüft werden, ob es zu Wechselwirkungen mit oralen Kontrazeptiva kommt.

Ferner sollte der behandelnde Arzt stets darüber informiert werden, dass eine Empfängnisverhütung mit oralen Kontrazeptiva besteht, um etwaige Eindosierungen auf Medikamente, welche Wechselwirkungen mit Kontrazeptiva ausbilden können, zu vermeiden. In jedem Fall ist die Packungsbeilage des Hormonpräparats zu studieren und der Gynäkologe zu befragen.

> **Tipp**
>
> Wichtig ist die Aufklärung darüber, dass orale Kontrazeptiva ihre Wirksamkeit verlieren können (gastrointestinale Infekte etc.) und Wechselwirkungen mit anderen Medikamenten ausbilden können.

8.4   Depotgestagene

Zusätzlich zur Minipille gibt es weitere Verhütungsmethoden, die reine Gestagenpräparate sind. Zu den Depotgestagenen gehören das Hormonstäbchen (z. B. Implanon®), die Dreimonatsspritze und die Hormonspirale. Das Hormonstäbchen und die Hormonspirale haben einen Pearl-Index von <0,2. Der Pearl-Index der Dreimonatsspritze liegt bei 0,5.

Mithilfe der **Dreimonatsspritze** (◌ Abb. 8.3) werden Depotgestagene intramuskulär (in den Muskel) injiziert. Diese Prozedur muss alle 2-3 Monate wiederholt werden, um einen nahtlosen Empfängnisschutz sicherstellen zu können.

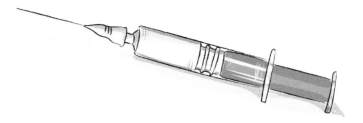

◘ **Abb. 8.3**   Dreimonatsspritze

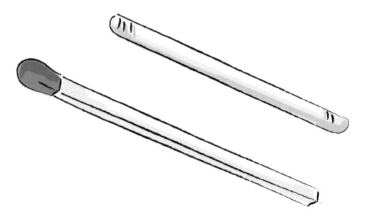

◘ **Abb. 8.4**   Hormonstäbchen (im Größenvergleich mit einem Streichholz)

Beim **Hormonstäbchen** (z. B. Implanon®) (◘ Abb. 8.4) handelt es sich um ein 3-4 cm langes weiches Plastikstäbchen mit ca. 2 mm Durchmesser. Es wird (unter Lokalanästhesie) subkutan (unter die Haut) appliziert, meist an der Innenseite des Oberarms. Das Hormonstäbchen muss alle 3 Jahre gewechselt werden.

Die **Hormonspirale** (◘ Abb. 8.5) ist ein Intrauterinpessar (IUS=intrauterines System) (z. B. Mirena®). Zusätzlich zur mechanischen Kontrazeption durch die Spirale gibt diese Gestagene ab. Das IUS besteht aus Kunststoff und wird vom Arzt in den Uterus eingeführt. Alle 5 Jahre muss es gewechselt werden. Häufig führt es zu einer Amenorrhö bis zum Absetzen des Kontrazeptivums.

Die Wirkungen, Nebenwirkungen, Kontraindikationen und Wechselwirkungen entsprechen weitgehend denen der Minipille, wobei es bei intramuskulärer Applikation (Dreimonatsspritze) zu einer Anhäufung des Wirkstoffs und bei Absetzen zu einer verzögerten Fruchtbarkeit (Fertilität) kommen kann. Als zusätzliche unerwünschte Wirkung kann es bei der Hormonspirale zur Perforation ins Abdomen oder zur Ausstoßung während der ersten Menstruation kommen. Ferner kann es zu Infektionen und Infertilität kommen.

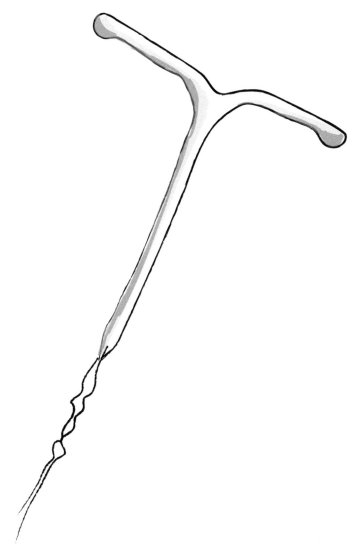

■ **Abb. 8.5** Hormonspirale

Aus diesem Grund wird geraten, die Hormonspirale nicht bei sehr jungen Frauen einzusetzen.

Alle drei Depotgestagene werden vom Gynäkologen appliziert/ eingesetzt. Die Kosten für die Dreimonatsspritze und das Hormonstäbchen übernehmen bei Jugendlichen meist die gesetzlichen Krankenkassen. Die Hormonspirale muss meist selbst gezahlt werden; sie wird bei sehr jungen Frauen eher selten eingesetzt.

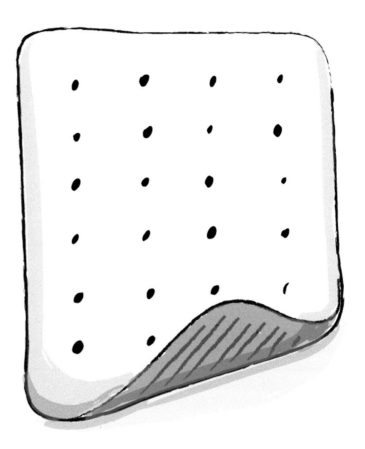

□ **Abb. 8.6**   Verhütungspflaster

> **Merke**
>
> Wirkungen, Nebenwirkungen, Kontraindikationen und Wechselwirkungen von Depotgestagenen entsprechen weitgehend denen der Minipille.

8.5   Weitere Östrogen-Gestagen-Kombinationspräparate

Zu den Östrogen-Gestagen-Kombinationspräparaten gehören außer der Pille das Verhütungspflaster, die Spritze und der Vaginalring.

Das **Verhütungspflaster** (z. B. Evra®) (□ Abb. 8.6) gibt kontinuierlich eine Östrogen-Gestagen-Kombination transdermal (durch die Haut) ab. Es wirkt eine Woche. Nach einer Woche muss das Pflaster entfernt und ein neues auf die Haut aufgeklebt werden. Nach drei Wochen folgt eine Woche, in der kein Pflaster verwendet werden soll.

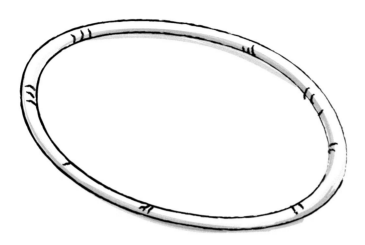

☑ **Abb. 8.7**   Intravaginaler Ring

In dieser Zeit setzt die Entzugsblutung ein. Der Pearl-Index dieser Verhütungsmethode liegt bei 0,72-0,9.

Beim **intravaginalen Ring** (z. B. NuvaRing®) (☑ Abb. 8.7) handelt es sich um einen kleinen, flexiblen Kunststoffring, der eine Östrogen-Gestagen-Kombination enthält. Der intravaginale Ring wird am ersten Tag der Menstruationsblutung vaginal selbst eingeführt. Er verbleibt 3 Wochen in der Vagina, bis er von der Frau eigenständig entfernt wird. Danach setzt dann die Hormonentzugsblutung ein. Der Vaginalring verbleibt auch während des Geschlechtsverkehrs in der Vagina. Sollte dies als nicht angenehm empfunden werden, kann er täglich bis zu 3 Stunden entfernt werden. Der empfängnisverhütende Schutz besteht währenddessen weiter. Der Pearl-Index liegt bei 0,4-0,65.

Östrogen-Gestagen-Kombinationspräparate können auch in einer **Spritze intramuskulär** verabreicht werden (☑ Abb. 8.8). Sie wirken einen Zyklus lang und müssen monatlich neu appliziert werden.

Die Wirkungen, Nebenwirkungen, Kontraindikationen und Wechselwirkungen entsprechen weitestgehend denen der oralen Östrogen-Gestagen-Kombinationspräparate (Pille). Die Präparate sind verschreibungspflichtig, die Kosten übernehmen bei Jugendlichen in der Regel die gesetzlichen Krankenkassen.

Merke

Wirkungen, Nebenwirkungen, Kontraindikationen und Wechselwirkungen der »weiteren Östrogen-Gestagen-Kombinationspräparate« entsprechen weitestgehend denen der oralen Östrogen-Gestagen-Kombinationspräparate (Pille).

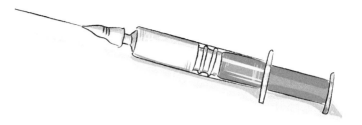

Abb. 8.8   Spritze für die intramuskuläre Verabreichung von Östrogen-Gestagen-Kombinationspräparaten

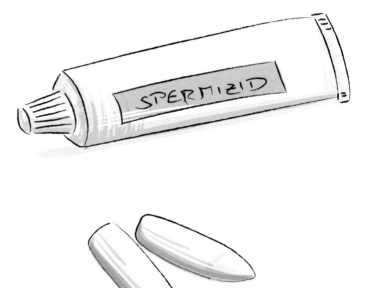

Abb. 8.9   Spermizid

8.6   Mechanische und chemische Kontrazeption

Zu den **mechanischen Kontrazeptiva** gehören neben Kondom und Femidom® das Scheidendiaphragma, die Portiokappe, das Lea Contraceptivum® und das Intrauterinpessar. Kondome wurde aufgrund ihrer hohen Relevanz in der Verhütung bei Jugendlichen bereits an anderer Stelle beschrieben (▶ Abschn. 8.2). Zur **chemischen Kontrazeption** gehören die Spermizide.

Spermizide (Abb. 8.9) sind chemische Verhütungsmittel, die lokal (in der Vagina) angewendet werden. Sie hemmen die Spermienmotilität oder töten die Spermien ab. Somit können die Spermien nicht in den Zervixkanal aufsteigen. Spermizide gibt es in unterschiedlichsten Darreichungsformen: Tabletten, Cremes, Schaum,

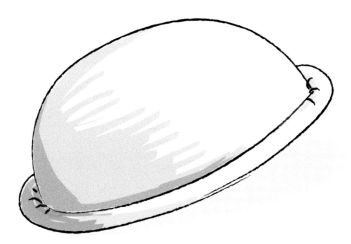

■ **Abb. 8.10**   Scheidendiaphragma

Gel, Zäpfchen. Sie sollten mindestens 10 Minuten und höchstens eine Stunde vor der Ejakulation in die Vagina eingeführt werden. Ferner gibt es einen Vaginalschwamm, der mit Spermiziden benetzt und vaginal eingeführt wird. Dieser wirkt bis zu 24 Stunden. Der Pearl-Index liegt bei Spermiziden bei 4-8.

Ein **Scheidendiaphragma** (■ Abb. 8.10) wird auch als Pessar bezeichnet. Ein Pessar sollte mit einem chemischen Kontrazeptivum (Spermizid) kombiniert werden. Das Scheidendiaphragma wird für jede Frau individuell vom Gynäkologen angepasst. Es handelt sich dabei um einen Ring, der mit einem Gummi überzogen ist. Das Pessar wird mind. 10 Minuten und maximal 2 Stunden vor dem Geschlechtsverkehr vaginal eingeführt und kommt vor dem Muttermund zu liegen. Das Diaphragma verschließt den Muttermund nicht komplett, weshalb Pessare mit Spermiziden benetzt werden sollen. Pessare können 6-24 h in der Vagina verbleiben. Der Pearl-Index der kombinierten Verhütungsmethoden liegt bei 2,1-6. Er ist stark abhängig von der Erfahrung der Frauen bei der Anwendung.

Die **Portiokappe** (■ Abb. 8.11) besteht aus Kunststoff. Sie wird vom Arzt angepasst. Sie wird vaginal eingeführt und saugt sich am Muttermund fest. Diesen umschließt sie vollständig. Die Portiokappe wird nach der Menstruation eingesetzt und verbleibt bis einige Tage vor der nächsten Periode an ihrem Ort. Die Frau kann die Portiokappe mit viel Übung selbst einsetzen/entfernen. Sollte dies nicht gelingen, muss das Einsetzen und Entfernen durch den Gynäkologen erfolgen. Der Pearl-Index beträgt 7.

Bei dem mechanischen Verhütungsmittel **Lea Contraceptivum**® handelt es sich um eine Kombination aus Diaphragma und Portiokappe (■ Abb. 8.12). Es besteht aus Silikon und kann mit einem Spermizid kombiniert werden. Dieses Verhütungsmittel darf frühestens 8 Stunden nach dem Geschlechtsverkehr entfernt werden und darf bis zu zwei Tage in der Vagina verbleiben. Das Lea Contraceptivum® muss

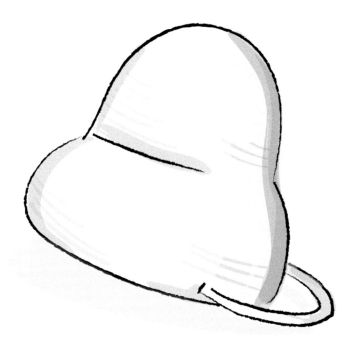

■ **Abb. 8.11**   Portiokappe

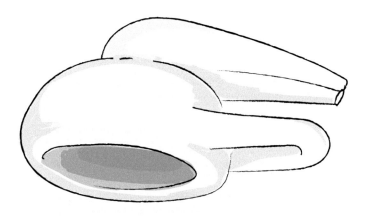

■ **Abb. 8.12**   Kombination aus Diaphragma und Portiokappe

nicht individuell angepasst werden und kann von der Frau selbstständig eingeführt und herausgenommen werden.

Intrauterinpessare (IUPs) (■ Abb. 8.13) werden umgangssprachlich auch als »Spiralen« bezeichnet. Es gibt sie in zwei unterschiedlichen Ausführungen: Hormonspiralen und Kupferspiralen. Beide
Arten bestehen aus Plastik und sind entweder mit Gestagenen kombiniert (Hormonspirale, s ► Abschn. 8.4) oder mit einem Kupferdraht
umwickelt (Kupferspirale). Kupfer-Intrauterinpessare werden die

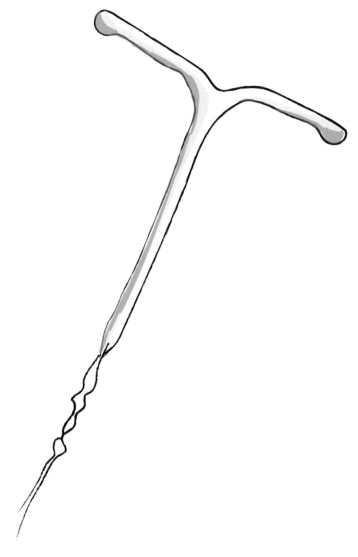

◨ **Abb. 8.13**   Intrauterinpessar (Spirale)

Gebärmutter eingesetzt und verbleiben dort über den Zeitraum von
3 Jahren (im Vergleich: Hormonspiralen verbleiben bis zu 5 Jahre).
Kupfer-Intrauterinpessare wirken vermutlich über eine Hemmung
der Spermienmotilität durch Kupferionen und durch die mechanische Irritation des Endometriums (Gebärmutterschleimhaut). Aufgrund der teils gravierenden Nebenwirkungen werden Intrauterinpessare nur sehr selten bei sehr jungen Frauen eingesetzt. Zu den
Nebenwirkungen von Kupfer-Intrauterinpessaren gehören, genau wie
bei der Hormonspirale, die Gefahr der Perforation ins Abdomen oder
die Ausstoßung während der ersten Menstruation. Auch hier kann es
zu Infektionen und Infertilität kommen. Als Kontraindikation für das

Einsetzen des Kupfer-Intrauterinpessars gilt u. a. die Kupferallergie. Der Pearl-Index dieses Kontrazeptivums liegt bei 0,3-3.

Aufgrund der Tatsache, dass die Portiokappe, das Lea Contraceptivum® und das Diaphragma einen hohen Pearl-Index aufweisen, greifen junge Frauen in der Regel eher auf andere Verhütungsmittel zurück. Die Handhabung ist für ungeübte Frauen häufig sehr schwierig. Intrauterinpessare werden meist aufgrund der möglichen schwerwiegenden unerwünschten Wirkungen nicht bei jungen Frauen eingesetzt. Aus diesem Grund wurde an dieser Stelle darauf verzichtet, über Kostenübernahme und Möglichkeiten der Beschaffung weitergehend zu informieren.

Tipp

Mechanische und chemische Kontrazeptiva werden Jugendlichen im Regelfall NICHT empfohlen.

8.7 Definitive Kontrazeption (Sterilisation)

Zu den irreversiblen Verhütungsmethoden gehört die **Sterilisation** (▫ Abb. 8.14) bei Mann oder Frau. Beim Mann wird eine operative Vasektomie (Durchtrennung der Samenleiter), bei der Frau eine operative Tubenligatur (Unterbindung der Eileiter) durchgeführt. Die Tubenligatur besitzt einen Pearl-Index von <0,2. Sie wird bei jungen Frauen in der Regel nicht angewandt, weshalb an dieser Stelle nicht näher darauf eingegangen wird.

8.8 Natürliche Methoden

Zu den natürlichen Methoden zählen der Coitus interruptus und die Zeitwahlmethoden. Bei den Zeitwahlmethoden gibt es nochmals folgende Optionen:

- die Methode nach Knaus-Ogino,
- die Methode nach Billings,
- die Temperaturmethode und
- den Zykluscomputer.

All diese Verhütungsmittel zielen entweder über die Methoden des Zählens der Zyklustage, der Temperaturmessung oder der Beobachtung des Zervixschleims darauf ab, die fruchtbaren Tage zu bestimmen. Durch die Enthaltsamkeit an den fruchtbaren Tagen soll eine Schwangerschaft verhindert werden.

Die Methode nach **Knaus-Ogino** (▫ Abb. 8.15) basiert auf der Theorie, dass der Eisprung entweder am 16. bis 12. Tag vor dem Beginn der Menstruation oder am 15. Tag stattfindet. Somit kann der Zeitpunkt der fruchtbaren Tage berechnet werden.

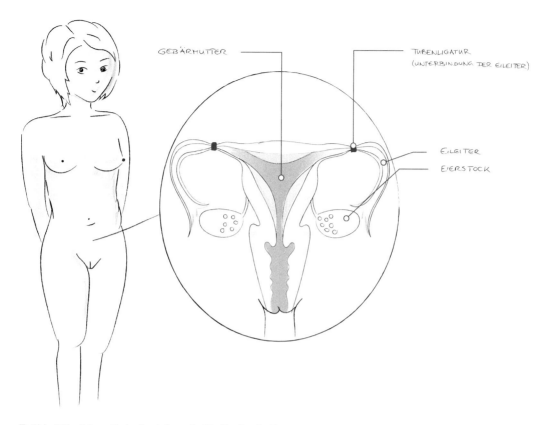

◨ **Abb. 8.14** Schematische Darstellung der Sterilisation der Frau

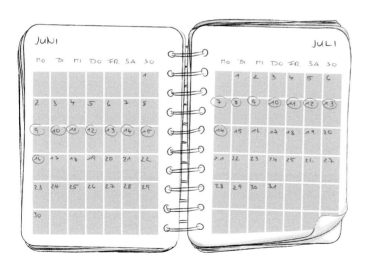

◨ **Abb. 8.15** Methode nach Knaus-Ogino

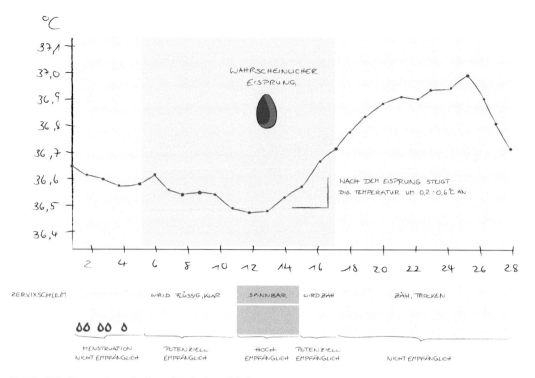

°C

37,1
37,0
36,9
36,8
36,7
36,6
36,5
36,4

WAHRSCHEINLICHER
EISPRUNG

NACH DEM EISPRUNG STEIGT
DIE TEMPERATUR UM 0,2-0,6°C AN

2   4   6   8   10 12 14 16 18 20 22 24 26 28

ZERVIXSCHLEIM   WIRD FLÜSSIG, KLAR   SPINNBAR   WIRD ZÄH   ZÄH, TROCKEN

MENSTRUATION   POTENZIELL   HOCH   POTENZIELL
NICHT EMPFÄNGLICH   EMPFÄNGLICH   EMPFÄNGLICH EMPFÄNGLICH   NICHT EMPFÄNGLICH

◼ **Abb. 8.16**   Temperaturmethode und Methode nach Billings

Die **Temperaturmethode** (◼ Abb. 8.16) basiert auf der Tatsache, dass die Körpertemperatur in der ersten Zyklushälfte 0,2-0,6°C niedriger liegt als in der zweiten Zyklushälfte. Mithilfe der täglichen Temperaturmessung und der Eintragungen in einen Kalender kann die Ovulation bis auf einige Tage genau bestimmt werden.

Bei der Methode nach **Billings** ◼ Abb. 8.16) beobachtet die Frau täglich den Zervixschleim, der sich ca. einen Tag vor der Ovulation verflüssigt. So kann der Zeitpunkt der Ovulation bestimmt werden.

Der **Zykluscomputer** (◼ Abb. 8.17) berechnet auf Grundlage der Temperatur, des Datums des Menstruationsbeginns und des Hormongehalts im Morgenurin die fruchtbaren Tage.

Der Pearl-Index liegt bei der Temperaturmethode bei 1-3, bei den Zeitwahlmethoden bei 15-20 und bei der Billings-Methode bei 25.

Der Pearl-Index des **Coitus interruptus** (◼ Abb. 8.18) liegt bei 10-20. Der Mann zieht während des Geschlechtsverkehrs den Penis vor der Ejakulation aus der Vagina seiner Partnerin. Die Methode ist sehr unsicher, u. a. deshalb, weil auch vor der Ejakulation schon Spermien im »Lusttropfen« in die Vagina gelangen können.

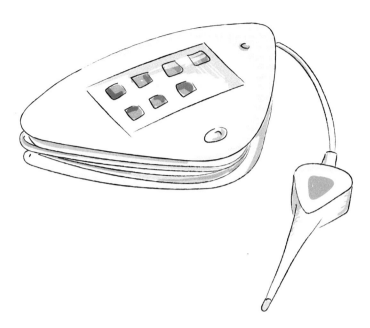

Abb. 8.17 Zykluscomputer

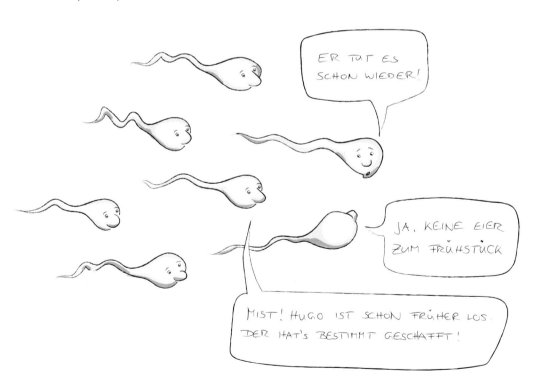

Abb. 8.18 Coitus interruptus

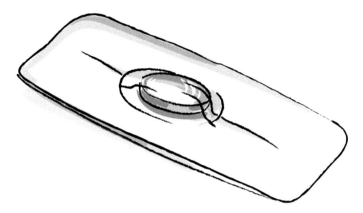

◘ Abb. 8.19   Postkoitalpille (»Pille danach«)

> **Tipp**
>
> Natürliche Verhütungsmittel sind unsichere Kontrazeptiva (hoher Pearl-Index). Sie eignen sich nicht für die Schwangerschaftsverhütung bei Jugendlichen.

8.9   Postkoitale Kontrazeption

Es gibt zwei Möglichkeiten der postkoitalen Kontrazeption (Verhütung nach dem Geschlechtsverkehr): zum einen die Postkoitalpille (umgangssprachlich »**Pille danach**«) (◘ Abb. 8.19), zum anderen können **Intrauterinpessare** postkoital eingesetzt werden. Postkoitalpillen enthalten entweder Gestagene oder Östrogen-Gestagen-Kombinationen. Ferner gibt es Antigestagenpräparate. Postkoitalpillen können bis zu 48 Stunden nach dem Geschlechtsverkehr eingenommen werden (Antigestagenpräparate wirken bis zu 5 Tage nach dem Geschlechtsverkehr) und hemmen die Einnistung (Nidation) der befruchteten Eizelle. Zu den Nebenwirkungen gehören Übelkeit und Erbrechen. Je früher diese Pille postkoital eingenommen wird, desto höher ist die Wahrscheinlichkeit, dass die Nidation verhindert wird. Die Sicherheit beträgt maximal 98 %. Nach aktueller Rechtsprechung können Postkoitalpillen nicht nur vom Gynäkologen, sondern auch direkt aus der Apotheke bezogen werden. Die Kosten werden bis zum 20. Lebensjahr von der gesetzlichen Krankenkasse übernommen. Intrauterinpessare stören ebenfalls die Einnistung des Eis. Sie können bis zu 6 Tage postkoital durch einen Gynäkologen eingesetzt werden. Jegliche Form der postkoitalen Kontrazeption gilt als Notfallindikation. Sie sollte nicht zur regulären Kontrazeption verwendet werden.

Postkoitale Kontrazeption = Notfallindikation. Sie sollte nicht zur regulären Kontrazeption genutzt werden.

8.10 Ab wann darf ein Mädchen vom Gynäkologen hormonelle Kontrazeptiva verschrieben bekommen?

Orale Kontrazeptiva können vom Gynäkologen **verschrieben** werden. Bei jugendlichen Mädchen unter 14 Jahren müssen die Sorgeberechtigten der Verschreibung einer oralen Kontrazeption zustimmen. Zwischen 14 und 16 Jahren ist das Einverständnis der Sorgeberechtigten nicht mehr notwendig, wenn die Jugendliche nach Einschätzung des Arztes die nötige Reife besitzt, um ihre Entscheidungen überblicken zu können. Ab 16 Jahren ist das Einverständnis der Sorgeberechtigten nur noch in Einzelfällen einzuholen (z. B. geistige Behinderung des Mädchens o. ä.). Generell unterliegen Ärzte der Schweigepflicht. Jugendliche haben somit die Möglichkeit, Termine beim Gynäkologen wahrzunehmen und sich Medikamente verschreiben zu lassen, ohne dass ihre Sorgeberechtigten davon Kenntnis erlangen. Dies wird durch die oben genannten Kriterien eingeschränkt. Da Minderjährige manchmal über ihre Eltern privat krankenversichert sind, wäre es möglich, dass die Eltern über die Krankenversicherung erfahren, dass die Jugendliche in gynäkologischer Behandlung war. Dies kann mit den Ärzten besprochen werden, um zu klären, wie bei Bedarf die Privatsphäre der Jugendlichen gewahrt werden kann.

8.11 Dürfen Jugendliche gezwungen werden zu verhüten?

Besonders in Jugendhilfeeinrichtungen, in Kinder- und Jugendpsychiatrien und in der Jugendamtsarbeit kommt immer wieder die Frage auf, ob Jugendliche »gezwungen« werden können, Kontrazeptiva zu nutzen. Manche Jugendliche drohen sehr früh schwanger zu werden und lehnen eine medikamentöse Kontrazeption ab. Häufig sind die Sorgeberechtigten/Bezugspersonen/Therapeuten deshalb sehr in Sorge. In diesen Situationen kann geprüft werden, ob die Jugendliche auch gegen ihren Willen medikamentös behandelt werden darf. Gabriele Schwarz, Leiterin der Rechtsabteilung des Universitätsklinikums Gießen und Marburg GmbH, Standort Marburg, nahm wie folgt Stellung zu dieser Frage: »…Wenn also ein Minderjähriger intellektuell und voluntativ zur Entscheidung in der Lage, soll ihm auch das Recht zugestanden werden, alleine zu entscheiden. Damit kann zum Beispiel ein minderjähriges Mädchen, das von seiner geistigen Reife her in der Lage ist die Konsequenzen einzuschätzen die Einnahme der Pille oder anderer verhütender Mittel verweigern. Das bedeutet im Umkehrschluss das bei Minderjährigen die eine geistige bzw. psychische Störung haben die elterliche Sorge eher im Vordergrund steht. Bei solchen Minderjährigen wird man in der Regel nach Prüfung und Abwägung der Umstände zu dem Ergebnis kommen, dass der Minderjährige nicht einwilligungsfähig ist. …« (persönliche Korrespondenz vom 11.04.2015).

Ob eine Jugendliche gegen ihren Willen verhüten muss, ist folglich eine Einzelfallentscheidung und sollte bei Bedarf mit den Sorgeberechtigten und dem zuständigen Gericht geklärt werden.

> **Tipp**
>
> In Einzelfällen ist es möglich, dass Jugendliche auch gegen ihren Willen verhüten müssen. Dies muss im Zweifelsfall in Rücksprache mit den Sorgeberechtigten und dem zuständigen Richter sorgfältig überprüft werden.

8.12 Pearl-Index verschiedener Kontrazeptiva im Überblick

In ◘ Tab. 8.1 sind die Verhütungsmittel, die meist für Jugendliche empfohlen werden, mit einem * gekennzeichnet. Die zusätzliche Verwendung von Kondomen wird empfohlen, da das Kondom das

◘ **Tab. 8.1**   Pearl-Index der Kontrazeptiva (Angstwurm u. Kia 2014)

Kontrazeptivum	Pearl-Index
Hormonstäbchen	< 0,2 *
Hormonspirale	< 0,2
Sterilisation	< 0,2
Pille (orale Kontrazeption)	0,03 – 1,14 *
Intrauterinpessar	0,3 – 3
Vaginalring	0,4 – 0,65
Minipille	0,4 – 3
Verhütungspflaster	0,72 – 0,9
Temperaturmethode	1 – 3
Diaphragma	2,1 – 6
Kondom	3 – 4 *
Spermizid	4 – 8
Portiokappe	7
Coitus interruptus	10 – 20
Zeitwahlmethoden	15 – 20
Billings-Methode	25

einzige Verhütungsmittel ist, welches die Infektion mit Krankheiten verhindern kann. Der Pearl-Index von Kondomen ist relativ hoch (aufgrund von Anwendungsfehlern), weshalb von der alleinigen Anwendung von Kondomen bei Jugendlichen abgeraten wird.

Literatur

Angstwurm M, Kia T (Hrsg) (2014) mediscript StaR 13. Das Staatsexamens-Repetitorium zur Gynäkologie. Urban & Fischer/Elsevier, München

BZgA (2013) Sex 'n' tipps. Verhütung auf einen Blick. Bundeszentrale für gesundheitliche Aufklärung, Köln

Gruber S, Blanck S (2014) BASICS Gynäkologie und Geburtshilfe, 5. Aufl. Urban & Fischer/Elsevier, München

Schwangerschaft und Geburt

Tabea Siekmann

9.1   Schwangerschaftstest – 68

9.2   Körperliche Veränderungen der Frau in der
        Schwangerschaft – 68

9.3   Entwicklung des Kindes in der Schwangerschaft – 70

9.4   Infektionen in der Schwangerschaft – 71

9.5   Schadstoffe in der Schwangerschaft – 72

9.6   Vorbereitungen auf eine Schwangerschaft – 73

9.7   Vorsorgeuntersuchungen in der Schwangerschaft – 73

9.8   Geburt und Wochenbett – 74

9.9   Psychische Auswirkungen von Schwangerschaft
        und Geburt – 75

9.10   Verantwortung für ein Neugeborenes – 75

9.11   Ausführliche Hintergrundinformation für interessierte Leser:
        Infektionen in der Schwangerschaft – 76

        Literatur – 78

T. Siekmann, *Sexualerziehung und gesundheitliche Aufklärung für Mädchen und junge Frauen*,
DOI 10.1007/978-3-662-48601-6_9, © Springer-Verlag Berlin Heidelberg 2016

Wenn ein Spermium eine Eizelle befruchtet, kommt es zu einer Schwangerschaft. Dies kann geschehen, wenn nicht verhütet wird, aber auch, wenn das Verhütungsmittel falsch angewendet wird oder versagt. Bei ungewollten Schwangerschaften sind Anwendungsfehler in der Benutzung von Kontrazeptiva häufig. In Deutschland gibt es die Möglichkeit, ungewollte Schwangerschaften zu beenden. Über Schwangerschaftsabbrüche informiert ▸ Kap. 10 ausführlich.

Die folgenden Ausführungen basieren auf den Werken von Angstwurm u. Kia (2014) und Gruber u. Blanck (2014).

9.1   Schwangerschaftstest

Es gibt zwei unterschiedliche Arten der Schwangerschaftstests. Man kann das Schwangerschaftshormon »**β-HCG**« (humanes Choriongonadotropin) im Urin oder im Blut bestimmen. Die herkömmlichen Schwangerschaftstests, die das β-HCG im Urin bestimmen, können in der Apotheke, im Drogeriemarkt und im Supermarkt gekauft oder im Internet bestellt werden. Der behandelnde Arzt kann das β-HCG im Blut bestimmen. Während Schwangerschaftstests, die Hormone im Urin bestimmen, frühestens nach **zwei Wochen** positiv werden können, können die Hormone im Blut nach **ca. neun Tagen** bestimmt werden.

> **Merke**
>
> Eine Schwangerschaft ist im Urin erst nach 2 Wochen, im Blut schon nach 9 Tagen nachweisbar.

9.2   Körperliche Veränderungen der Frau in der Schwangerschaft

Eine Schwangerschaft dauert 40 Wochen, gerechnet ab der letzten Menstruationsblutung. Sie ist in drei Drittel eingeteilt, das erste bis dritte **Trimenon**.

Die körperlichen Veränderungen der Frau in einer Schwangerschaft sind vielfältig. Viele Frauen erkennen in der Frühschwangerschaft einige »**Schwangerschaftszeichen**« an sich. Man unterscheidet zwischen sicheren und unsicheren Schwangerschaftszeichen. Zu den sicheren Zeichen einer Schwangerschaft gehören das Fühlen von Körperteilen des Kindes, Kindsbewegungen, Herztöne des Kindes und der sonografische Nachweis der Herzaktion des Kindes. Zu den unsicheren Schwangerschaftszeichen gehören die Vergrößerung der Gebärmutter, Übelkeit und Erbrechen, Ausbleiben der Menstruation, Anstieg der Körpertemperatur und die bläuliche Verfärbung der Vagina.

Merke

Sichere Schwangerschaftszeichen: Fühlen von Körperteilen des Kindes, Kindsbewegungen, Herztöne des Kindes, sonografischer Nachweis der Herzaktion
Unsichere Schwangerschaftszeichen: Vergrößerung des Uterus, Übelkeit, Erbrechen, Ausbleiben der Menstruation, Anstieg der Körpertemperatur, bläuliche Verfärbung der Vagina

---

Im Laufe der Schwangerschaft wächst das Kind in der Frau heran. Dies führt zu einer deutlichen Vergrößerung des Uterus (das Gewicht des Uterus nimmt um das 20-fache zu) in der Schwangerschaft. In der Schwangerschaft nimmt die Durchblutung der Genitalien (v. a. der Vulva und der Vagina) deutlich zu, so dass es zu einem bläulichen Erscheinungsbild der Organe kommt. Ferner vermehrt sich die Menge des vaginalen Fluors (Ausflusses). Auch die Eierstöcke (Ovarien) verändern sich im Laufe der Schwangerschaft. Zuerst vergrößern sie sich, um ab der 12. Schwangerschaftswoche zu schrumpfen (reversibler Gewebeschwund).

Die Wirkung der **Östrogene** führt in der Frühschwangerschaft zu einer Hyperämie (Überangebot von Blut), zu Wassereinlagerung und zu Spannungsgefühl in den Brüsten. Ab der 15. Schwangerschaftswoche beginnt das Wachstum der Brustdrüsen. Auch kann es während der Schwangerschaft zur Bildung von Kolostrum (Vormilch) kommen. In der Schwangerschaft kommt es zu einer Erhöhung des Blutvolumens und einem Anstieg der Herzfrequenz. Auch ändern sich einige Nierenwerte (renaler Plasmafluss, GFR, Proteinurie, Glukosurie).

Im ersten Trimenon kommt es zu einem leichten Abfall des Blutdrucks, der sich bis zum dritten Trimenon wieder normalisiert. In der Schwangerschaft kommt es zu einer Erhöhung des Grundumsatzes der Frau. d. h., dass sie täglich ca. 300 kcal zusätzlich verbraucht. In der Frühschwangerschaft kommt es häufig zu erhöhtem Speichelfluss und morgendlicher Übelkeit. Im Laufe der Schwangerschaft dominiert häufig eine Neigung zur Verstopfung. Die Schwangerschaftshormone (Östrogen und Progesteron) erzeugen eine Abschwächung der Wirksamkcit dcs Insulins und gleichzeitig eine Hyperinsulinämie. Diese Symptome eines Diabetes mellitus können in einen Gestationsdiabetes (Schwangerschafsdiabetes) münden. Die körperlichen Auswirkungen einer Schwangerschaft sind gravierend und sollten mit der Jugendlichen ausführlich besprochen werden.

> **Aus der Praxis**
> Jugendliche (15 Jahre, 14. Schwangerschaftswoche): »Meine Brüste tun bei jeder Bewegung weh! Ich kann nur noch im Bett liegen.«

Tipp

Eine Schwangerschaft bringt viel Verantwortung und häufig auch Verunsicherung und neben Freude auch Angst mit sich. Wird eine Jugendliche schwanger, so benötigt sie besonders viel Unterstützung. Es ist wichtig, sie in ein »Netz« von Hilfesystemen (Familie, Gynäkologe, Jugendamt etc.) einzubetten, um sie möglichst gut unterstützen zu können.

9.3   Entwicklung des Kindes in der Schwangerschaft

Von der Befruchtung der Eizelle mit einem Spermium bis zu der Geburt eines Kindes werden sehr viele Entwicklungsschritte durchlaufen.

Die Eizelle wird im Eileiter befruchtet. Ungefähr am sechsten Tag nach der Fertilisation beginnt die Nidation (Einnistung der befruchteten Eizelle in den Uterus). In den ersten acht Entwicklungswochen wird die Frucht als **Embryo** bezeichnet, danach als **Fötus**.

Merke

Embryo: Woche 1-8
Fötus: Woche 9 bis Geburt

Es entwickelt sich eine **Plazenta**, die mittels der Nabelschnur das Kind mit der Mutter verbindet. Über die Nabelschnur wird das Kind mit Stoffen aus dem Blut der Mutter versorgt. Dadurch ist es auch allen Schadstoffen des mütterlichen Bluts ausgesetzt. In den ersten 8 Wochen werden alle Organe des Kindes in unterschiedlichen Entwicklungsschritten angelegt. Die Organanlage ist eine sehr verletzliche Phase. Sollte es in dieser Zeit zu Störungen der Organanlage kommen, kann dies gravierende Schäden nach sich ziehen. Diese Embryopathien (Fehlbildungen) entstehen häufig durch **Infektionen, Noxen, Stoffwechselerkrankungen** der Schwangeren oder durch **chronischen Sauerstoffmangel**.

Ab der 9. Woche entwickeln sich die bereits komplett angelegten Organe noch bis zur vollen Reife. Kommt es in dieser Zeit zu einer Infektion oder zu einer Stoffwechselerkrankung (z. B. Diabetes Mellitus) der Schwangeren, nicht zueinander passenden Blutgruppen oder Rhesusfaktoren (Blutgruppenmerkmale) von Mutter und Kind oder zu einer Schädigung durch Noxen, so sind die Schäden des Fötus häufig in einer Reifungsstörung oder Einschränkung der Organfunktion zu sehen.

9.4 Infektionen in der Schwangerschaft

Zu den mütterlichen Infektionen, die in der Schwangerschaft gravierende Auswirkungen haben können, gehören u. a. Toxoplasmose, Syphilis, Zytomegalie, Röteln, Herpes, HIV, Windpocken, Ringelröteln und Listeriose (s. Gruber u. Blanck 2014, auch für die folgenden Ausführungen).

Eine **Rötelninfektion** der Mutter in der Schwangerschaft kann zu schweren Schäden des Kindes führen. Unter anderem kann es zu einer geistigen Behinderung des Kindes kommen. Um Rötelninfektionen in der Schwangerschaft zu verhindern, ist es wichtig, dass vor Entstehung einer Schwangerschaft ein Impfschutz der Mutter besteht. In einer bestehenden Schwangerschaft kann nicht geimpft werden.

> **Merke**
>
> Eine Infektion des ungeborenen Kindes mit Röteln kann durch eine Impfung der Mutter (bevor sie schwanger wird) meist verhindert werden.

Während der Schwangerschaft kann **Syphilis** (Lues) von der Mutter auf das Kind übertragen werden. Dies kann zum Tod des Kindes führen.

Weiterhin ist die **Toxoplasmose** (Infektion durch Toxoplasma gondii) eine schwerwiegende Infektion in der Schwangerschaft. Bei einer Erstinfektion der Schwangeren entstehen Risiken beim Ungeborenen. Infizieren kann sich die Mutter über Katzenkot, Salat und rohes Fleisch. Eine Infektion kann zu einer geistigen Behinderung des Kindes führen.

Das **Zytomegalievirus** (CMV) gehört zu den Herpesviren. Das ungeborene Kind ist vor allem bei einer Erstinfektion der Mutter gefährdet. Die Gefahr einer Frühgeburt ist deutlich erhöht. Ca. 12 % der Neugeborenen versterben an den Folgen der Infektion.

Das Baby kann sich während der Geburt mit dem **Herpes-simplex-Virus** der Mutter anstecken, wenn diese an einem Herpes genitalis leidet. Das Kind kann Symptome wie eine Infektion der Haut, »Blutvergiftung« oder eine Entzündung des Gehirns entwickeln.

Die Schwangere kann auch **HIV/AIDS** auf ihr Kind übertragen. Übertragungswege sind u. a. die Muttermilch (Stillen), die Plazenta oder das Fruchtwasser. Mit dem Einverständnis der Schwangeren wird diese in der Frühschwangerschaft auf HIV getestet, um notfalls Schutzmaßnahmen für das Kind einleiten zu können. Eine Infektion des Kindes in der Frühschwangerschaft führt meist innerhalb des ersten Lebensjahres zum Tod, wohingegen eine späte Infektion (Ansteckung während der Geburt) ein langsameres Fortschreiten der Erkrankung zur Folge hat.

Bei einer **Listeriose** handelt es sich um eine Erkrankung, die durch Bakterien hervorgerufen wird. Diese Bakterien können sich in vor allem in rohem Fleisch, Rohkost, Milch und Rohmilchkäse befinden. Bei einer Listeriose handelt es sich um eine schwerwiegende Erkrankung, an der viele der infizierten Kinder versterben. Die Übertragung geschieht entweder in der Schwangerschaft über die Plazenta oder während der Geburt. Zu den Symptomen des Kindes gehören u. a. eine Entzündung des Gehirns, der Hirnhäute und eine »Blutvergiftung«.

Auch **Windpocken** (Varizellen) können das Kind in der Schwangerschaft gefährden. Das ungeborene Kind ist durch eine Erstinfektion der Mutter gefährdet. Bei einer Übertragung des Virus vor der 21. Schwangerschaftswoche kann es u. a. zu einer geistigen und körperlichen Entwicklungsverzögerung (psychomotorische Retardierung) kommen. Infiziert sich die Kindsmutter um den Geburtstermin, kommt es mit einer Wahrscheinlichkeit von 30 % zum Tod des Kindes.

Ringelröteln werden durch das Humane Parvovirus B19 ausgelöst. Bei einer Erstinfektion der Mutter in der Schwangerschaft kann die Bildung der roten Blutkörperchen des Kindes gehemmt werden. Als Therapie steht die Bluttransfusion (des Kindes in der Gebärmutter) zur Verfügung.

> **Tipp**
>
> Es ist wichtig, die Jugendlichen über die Gefahr von Infektionen in der Schwangerschaft, deren Auswirkungen und mögliche Präventionsmaßnahmen zu informieren.

9.5   Schadstoffe in der Schwangerschaft

Außer vielen Krankheiten, die die Frucht schädigen können, führen unterschiedliche Schadstoffe zu Störungen der Schwangerschaft, zu Fehlbildungen, zu Krankheit oder Tod des Kindes (s. Gruber u. Blanck 2014, auch für die folgenden Ausführungen).

Alkohol kann schwerwiegende Schädigungen des Kindes hervorrufen, weshalb auf Alkoholkonsum in der Schwangerschaft generell verzichtet werden soll. Alkoholkonsum kann Fehlgeburten, Fehlbildungen und Alkoholembryopathien auslösen. Zu den Symptomen einer Alkoholembryopathie gehören Fehlbildungen, Teilleistungsstörungen, Organveränderungen, Infektanfälligkeit und Verhaltensauffälligkeiten des Kindes.

Nikotin führt zu einer Verengung der Blutgefäße. In Folge dessen gibt es eine Unterversorgung der Plazenta und des Uterus mit Blut, was wiederum zu einer Mangelversorgung des Kindes führt. Diese Minderversorgung hat eine Mangelentwicklung des Kindes und ein erhöhtes Risiko für Frühgeburten zur Folge. Nicht nur Aktiv-, sondern auch Passivrauchen führt zu den genannten Schädigungen.

Auch **Drogen**konsum kann zu gravierenden Schädigungen der Frucht führen.

Ferner sind fast alle **Medikamente** plazentagängig und gehen in die Muttermilch über. Es sollte vorsichtig abgewogen werden, welche Medikamente in der Schwangerschaft gegeben werden können und welche nicht.

Auch **psychischer Stress** der Frau kann sich negativ auf die Entwicklung des Kindes auswirken.

> **Tipp**
>
> Es ist essentiell, die Jugendlichen darüber zu informieren, dass auch vermeintlich »harmlose« Noxen wie Nikotin und Alkohol verheerende Auswirkungen auf ein ungeborenes Kind haben können.

9.6 Vorbereitungen auf eine Schwangerschaft

Da sowohl Impfungen als auch Infektionen in der Schwangerschaft zu Schädigungen des Kindes führen können, ist eine sorgfältige Überprüfung des **Impfschutzes** und der Antikörpertiter vor einer Schwangerschaft von elementarer Wichtigkeit.

Bevor eine Frau schwanger wird, sollten alle nötigen Schutzimpfungen durchgeführt werden. Ferner kann durch eine Überprüfung der **Antikörpertiter** herausgefunden werden, ob die Frau unterschiedliche Infektionen bereits durchgemacht hat oder ob es in der geplanten Schwangerschaft unter Umständen zu einer Erstinfektion mit einem Virus/Bakterium kommen kann. In diesem Fall könnten verschiedene Auslöser gemieden werden.

Vor der Befruchtung der Eizelle sollte die Frau ihren Körper auf eine kommende Schwangerschaft vorbereiten. Dazu gehört, den Folsäurehaushalt aufzustocken. **Folsäure** ist vor allem vor und in den ersten Wochen der Schwangerschaft für das ungeborene Kind wichtig, da es sonst zu neuronalen Schäden (»offener Rücken«, Neuralrohrdefekte) kommen kann. Auch der Energiebedarf und der Bedarf an Vitaminen, Jod und Eisen sind erhöht, so dass auf eine ausgewogene Ernährung geachtet werden sollte. Jod und Eisen sollten zusätzlich eingenommen werden.

9.7 Vorsorgeuntersuchungen in der Schwangerschaft

Die Schwangere und ihr ungeborenes Kind werden in der Schwangerschaft engmaschig medizinisch überwacht. In einer komplikationslosen Schwangerschaft hat die Frau die Möglichkeit, sich **jeden**

Monat vom Gynäkologen untersuchen zu lassen. Bis zur 32. Schwangerschaftswoche ist eine monatliche Untersuchung vorgesehen, danach soll alle 2 Wochen eine Untersuchung erfolgen. Ferner sind in einer komplikationslosen Schwangerschaft **drei Ultraschalluntersuchungen** vorgesehen. Bei Risikoschwangerschaften ist die Untersuchungsfrequenz erhöht. Sollte die Schwangere trotz eines regelhaften Schwangerschaftsverlaufs Zusatzuntersuchungen wünschen, werden diese nicht von der Krankenkasse übernommen.

Die Erstuntersuchung der Schwangeren dient der Feststellung der Schwangerschaft mit einer vitalen Frucht, d. h., mit einem ungeborenen Kind, dessen Herz schlägt. Es wird eine ausführliche Anamnese erhoben, und Wünsche nach dem Austragen des Kindes oder einem Schwangerschaftsabbruch werden erfragt. Ferner wird die Frau internistisch und gynäkologisch untersucht. Auch genetische Risiken werden eruiert. Ferner werden in der Erstuntersuchung, sowie intermittierend im weiteren Verlauf, die Blutwerte bestimmt. Zu den Standarduntersuchungen in der Schwangerschaft gehören das Wiegen der Patientin, das Messen der Vitalparameter, die Untersuchung des Gebärmutterfundusstands und der Kindslage sowie Untersuchungen des Urins. Bei Auffälligkeiten werden weiterführende Untersuchungen vorgenommen. Die Untersuchungsergebnisse werden in einem Mutterpass dokumentiert, der der erleichterten Kommunikation zwischen unterschiedlichen Behandlern dienen soll.

9.8   Geburt und Wochenbett

Die Geburt wird entweder durch den Blasensprung (»Platzen« der Fruchtblase) oder durch regelmäßige Wehentätigkeit eingeleitet. Bei einer regelhaften Geburt (keine Fehlbildungen des Kindes, Kind liegt in der richtigen Position etc.) steht einer »**Spontangeburt**« nichts entgegen. Sollte es doch Gründe geben, die eine Spontangeburt unmöglich machen, kann das Kind per Sectio (**Kaiserschnitt**), Zangengeburt oder Saugglockengeburt zur Welt gebracht werden.

Nach der Geburt des Kindes wird die Plazenta geboren. Danach beginnt das Wochenbett, welches bis zum Ende des Wochenflusses (ca. 4-6 Wochen nach der Geburt) dauert. Das Wochenbett bezeichnet die Zeit, in der sich die durch die Schwangerschaft entstandenen körperlichen Veränderungen der Mutter zurückbilden. Der Uterus verliert an Gewicht, und die Ödeme bilden sich zurück. Ferner kommt es zu einem starken Abfall der Östrogene, was zu **Stimmungsschwankungen** führen kann.

Die gesündeste Ernährung für ein Neugeborenes ist die **Muttermilch**. Das Kind sollte ca. eine Stunde nach der Geburt die erste Mahlzeit an Muttermilch erhalten. Der Milcheinschuss geschieht ca. 2-4 Tage nach der Entbindung, vorher bildet die Brust Kolostrum (Vormilch). Durch das Stillen kann es zu einer Amenorrhö (Ausbleiben der Menstruation) kommen. Stillen ist allerdings keine sichere Verhütungsmethode!

Stillen ist keine sichere Verhütungsmethode!

9.9 Psychische Auswirkungen von Schwangerschaft und Geburt

Schwangerschaft und Geburt sind Ausnahmezustände für Körper und Psyche der Frau. Häufig kann es zu psychischen Ausnahmezuständen kommen, auch wenn die Frau vor der Schwangerschaft psychisch gesund war.

Nach der Geburt kommt es zu einem Abfall des Östrogenspiegels und der Endorphine, die durch die Geburt ausgeschüttet wurden. Auch fehlt das Progesteron, das stimmungsausgleichend wirkt. Diese Hormonschwankungen können, insbesondere in den ersten 10 Tagen nach der Geburt, zu ausgeprägten Stimmungsschwankungen führen. Diese Stimmungsschwankungen werden als »**Babyblues**« bezeichnet. Allerdings kann der Babyblues auch pathologisieren und in eine **Wochenbettdepression** oder eine **Wochenbettpsychose** übergehen. Eine Wochenbettdepression ist eine »echte« Depression, die behandlungsbedürftig ist. Zu den Symptomen einer Wochenbettpsychose gehören Halluzinationen, Stimmungsschwankungen und Realitätsverlust. Die Kindsmutter sollte umgehend psychiatrisch behandelt werden, um eine Selbstschädigung und eine Schädigung des Kindes zu vermeiden.

Depressive Verstimmungen nach einer Geburt sind nicht zu unterschätzen. Bei starken Symptomen sollte umgehend ein Arzt aufgesucht werden, um eine Wochenbettdepression/Wochenbettpsychose erkennen und behandeln zu können.

9.10 Verantwortung für ein Neugeborenes

Mutter zu sein bringt eine Menge Verantwortung mit sich. Diese Verantwortung beginnt schon in der Schwangerschaft, da die werdende Mutter für das Wohlergehen ihres Kindes, das ihr »ausgeliefert« ist, verantwortlich ist.

Die Frau sollte sich, auch schon in der Schwangerschaft, bedacht und umsichtig verhalten. Besonders jugendliche Mütter sind mit einem Baby häufig **überfordert**. In der Schwangerschaft haben Frauen in Deutschland die Möglichkeit, einen Schwangerschaftsabbruch durchführen zu lassen. Weiterführende Informationen zu diesem Thema gibt ► Kap. 10.

Hat sich die werdende Mutter dazu entschlossen, das Kind auszutragen, kommen nach der Geburt vielseitige Veränderungen auf sie zu. Ein Neugeborenes kann seine Wünsche nicht konkret äußern. Es ist 24 Stunden am Tag darauf angewiesen, dass ein Erwachsener seine Bedürfnisse befriedigt. Besonders die Anfangszeit geht für die Mutter mit viel Stress, viel Arbeit und wenig Schlaf einher. Sollte eine werdende Mutter sich diesen Anforderungen nicht gewachsen fühlen, aber dennoch das Kind austragen wollen, gibt es nach der Geburt einige Möglichkeiten, Hilfe zu bekommen.

> **Tipp**
>
> Eine schwangere Jugendliche sollte über alle Optionen, die ihr offen stehen, ausführlich informiert werden, damit sie eine Entscheidung treffen kann.

Sollte die Frau kein eigenes Kind wollen, so hat sie die Möglichkeit, das Kind zur **Adoption** freizugeben. Ferner besteht die Möglichkeit, dass sie das Kind zu **Pflegeeltern** gibt. Meist behält die Kindsmutter in dem Fall das Sorgerecht. Auch gibt es die Möglichkeit, ein Baby anonym abzugeben. Für diesen Fall gibt es in vielen Städten sogenannte »**Babyklappen**«. Die Frau hat die Möglichkeit, ihr Kind in diese Babyklappe zu legen. Hinter der Babyklappe steht ein aufgewärmtes Babybett. Durch die Betätigung der Klappe wird ein Signal ausgelöst, so dass sich das Personal unverzüglich um das Kind kümmern und es, falls nötig, medizinischer Behandlung zuführen kann. Die Kindsmutter bleibt bei der Abgabe des Kindes anonym.

Insbesondere für jugendliche Mütter gibt es die Möglichkeit, sich mit ihrem Kind in einer **Mutter-Kind-Einrichtung** betreuen zu lassen. Dort bekommen sie durch qualifiziertes Fachpersonal Hilfe und Unterstützung im Umgang mit ihren Kindern. Meist wird diese Maßnahme durch das Jugendamt unterstützt und finanziert. Sollte die Mutter nur ein geringes Maß an Unterstützung benötigen, so kann sie beim zuständigen Jugendamt um Hilfe zur Erziehung bitten. »**Sozialpädagogische Familienhilfen**« unterstützen die junge Familie häufig ein- bis mehrmals pro Woche. Vor der Einleitung der entsprechenden Maßnahme ist es wichtig, die unterschiedlichen Möglichkeiten zu kennen und die passende Option für Mutter und Kind zu finden.

9.11 Ausführliche Hintergrundinformation für interessierte Leser: Infektionen in der Schwangerschaft

Zu den mütterlichen Infektionen, die in der Schwangerschaft gravierende Auswirkungen haben können, gehören u. a. Toxoplasmose, Syphilis, Zytomegalie, Röteln, Herpes, HIV, Varizellen, Ringelröteln und Listeriose (s. Gruber u. Blanck 2014, auch für die folgenden Ausführungen).

Eine **Rötelninfektion** vor der 17. Schwangerschaftswoche zieht schwerwiegende Konsequenzen für die Frucht nach sich. Zu den Schädigungen gehört die Rötelnembryopathie, bestehend aus einer Innenohrschwerhörigkeit, dem Katarakt und Herzfehlbildungen. Ferner kann eine Rötelinfektion der Schwangeren beim Kind zu geistiger Retardierung, thrombozytopenischer Purpura und Hepatosplenomegalie führen. Die Symptome sind umso schwerer, je früher die Kindsmutter die Infektion durchmacht. Ab der 17. Schwangerschaftswoche ist eine Rötelnembryopathie seltener, allerdings besteht weiterhin die Möglichkeit einer geistigen Retardierung. Um Rötelninfektionen in der Schwangerschaft zu verhindern ist es wichtig, dass ein Impfschutz der Mutter vor Entstehung einer Schwangerschaft besteht. In einer bestehenden Schwangerschaft kann nicht geimpft werden.

Während der Schwangerschaft kann **Syphilis (Lues)** von der Mutter auf das Kind übertragen werden. Möglich ist eine Spirochätensepsis mit folgendem Tod des Kindes. In anderen Fällen führt die Infektion zu einer Lues connata. Therapiert werden kann die Infektion mit der Gabe von Penicillin.

Weiterhin ist die **Toxoplasmose** (Infektion durch Toxoplasma gondii) eine schwerwiegende Infektion in der Schwangerschaft. Bei einer Erstinfektion der Schwangeren entstehen Risiken beim Ungeborenen. Infizieren kann sich die Kindsmutter über Katzenkot, Salat und rohes Fleisch. Auch bei der Toxoplasmose hinterlassen Infektionen in der Frühschwangerschaft deutlich gravierendere Schäden als in der fortgeschrittenen Schwangerschaft. Zu den Symptomen einer kongenitalen Toxoplasmose gehören Chorioretinitis, intrazerebrale Verkalkungen und ein Hydrozephalus. Auch im Verlauf auftretende Krampfneigung und verminderte Intelligenz sind möglich. Als Therapie können unterschiedliche Antibiotika und Antiparasitika verabreicht werden. Toxische Schädigungen durch die Therapie sind möglich.

Das **Zytomegalievirus** (CMV) gehört zu den Herpesviren. Das ungeborene Kind ist vor allem bei einer Erstinfektion der Mutter gefährdet. Die Gefahr einer Frühgeburt ist deutlich erhöht. Ca. 12 % der Neugeborenen versterben an den Folgen der Infektion. Zu den gezeigten Symptomen der Infektion gehören u. a. Mikroenzephalie, Hydrozephalus, geistige Retardierung, Hepatitis, Innenohrschwerhörigkeit, Chorioretinitis, Hepatosplenomegalie und Thrombozytopenie. Eine Therapie in der Schwangerschaft ist nicht möglich. Ein Schwangerschaftsabbruch wird manchmal empfohlen.

Das Baby kann sich während der Geburt mit dem **Herpes-simplex-Virus** der Mutter anstecken, wenn diese an einem Herpes genitalis leidet. Das Kind kann Symptome wie eine Infektion der Haut, Sepsis und Meningoenzephalitis entwickeln. Das Kind sollte nicht spontan, sondern per Sectio zur Welt gebracht werden.

Die Schwangere kann auch **HIV/AIDS** auf ihr Kind übertragen. Übertragungswege sind das Stillen, die Plazenta oder peripartal (häufig durch Fruchtwasser). Mit dem Einverständnis der Schwangeren wird diese in der Frühschwangerschaft auf HIV getestet, um notfalls Schutzmaßnahmen für das Kind einleiten zu können. Eine geplante Sectio in der 36.-38. Schwangerschaftswoche gehört u. a. dazu. Der Infektionszeitpunkt des Kindes bestimmt den Schweregrad der Erkrankung. Eine Infektion des Kindes in der Frühschwangerschaft führt meist innerhalb des ersten Lebensjahres zum Tod, wohingegen eine späte Infektion (Ansteckung während der Geburt) eine langsame Progredienz der Erkrankung zur Folge hat.

Bei einer **Listeriose** handelt es sich um eine Erkrankung, die durch die grampositiven Bakterien Listeria monocytogenes hervorgerufen wird. Diese Bakterien können sich in vor allem in rohem Fleisch, Rohkost, Milch und Rohmilchkäse befinden. Die Infektion des ungeborenen Kindes geschieht im Mutterleib über die Plazenta. Bei einer Listeriose handelt es sich um eine schwerwiegende Erkrankung, an der viele der infizierten Kinder versterben. Die Übertragung geschieht entweder in der Schwangerschaft (»Early-onset-Form«) oder während der Geburt (»Late-onset-Form«). Die »Early-onset-Form« verläuft etwas gravierender als die »Late-onset-Form«. Zu den Symptomen gehören Granulome in fast allen Organen, Meningitis, Meningoenzephalitis, Pneumonie, Hepatosplenomegalie, Diarrhö und Sepsis. Die Therapie besteht in der Gabe von Antibiotika.

Auch **Varizellen** können die Frucht in der Schwangerschaft gefährden. Das ungeborene Kind ist durch eine Erstinfektion der Mutter gefährdet. Bei einer Übertragung des Virus vor der 21. Schwangerschaftswoche kann es zur Ausbildung des kongenitalen Varizellensyndroms (psychomotorische Retardierung, Minderwuchs, hypoplastische Extremitäten, vernarbte Haut) kommen. Infiziert sich die Kindsmutter um den Geburtstermin, kommt es mit einer Wahrscheinlichkeit von 30 % zum Tod des Kindes. Bei einer Infektion der Mutter um den Geburtstermin gibt es die Möglichkeit, das Kind passiv zu immunisieren.

Ringelröteln werden durch das Humane Parvovirus B19 ausgelöst. Bei einer Erstinfektion können die Viren diaplazentar übertragen werden, wodurch sie die fetale Erythropoese hemmen. Es kommt zu einer Anämie und einem Hydrops fetalis. Als Therapie steht die Bluttransfusion (intrauterin) zur Verfügung.

Literatur

Angstwurm M, Kia T (Hrsg) (2014) mediscript StaR 13. Das Staatsexamens-Repetitorium zur Gynäkologie. Urban & Fischer/Elsevier, München
Gruber S, Blanck S (2014) BASICS Gynäkologie und Geburtshilfe, 5. Aufl. Urban & Fischer/Elsevier, München

Schwangerschaftsabbruch

Tabea Siekmann

10.1   Rechtliche Grundlagen – 80

10.2   Methoden – 81

         Literatur – 82

T. Siekmann, *Sexualerziehung und gesundheitliche Aufklärung für Mädchen und junge Frauen,*
DOI 10.1007/978-3-662-48601-6_10, © Springer-Verlag Berlin Heidelberg 2016

Es gibt Situationen im Leben einer Frau, in der sie sich aktiv dagegen entscheidet, ein Kind zu bekommen. Jede Frau hat die Möglichkeit, sich eigenständig für oder gegen eine Schwangerschaft zu entscheiden. Sollte die Zeit, in der eine postkoitale Kontrazeption (z. B. mit der »Pille danach«) möglich ist, schon verstrichen sein, besteht die Möglichkeit, einen Schwangerschaftsabbruch durchführen zu lassen. In Deutschland ist es gesetzlich genau geregelt, zu welchem Zeitpunkt mit welchem rechtlichen Hintergrund eine solche Intervention möglich ist.

10.1   Rechtliche Grundlagen

Es gibt unterschiedliche Gründe für Schwangerschaftsabbrüche. Sie sind nach dem **§ 218 des Strafgesetzbuches** geregelt.

Sollte die Schwangerschaft entstanden sein, weil die Frau Opfer eines **Sexualdeliktes** wurde (z. B. Missbrauch, Vergewaltigung, Nötigung), so liegt für den Schwangerschaftsabbruch eine **kriminologische Indikation** vor. Der Schwangerschaftsabbruch darf bis zur 12. Schwangerschaftswoche (nach der Konzeption) erfolgen.

Es handelt sich um eine **medizinische oder mütterliche Indikation**, wenn der Schwangerschaftsabbruch notwendig ist, um eine schwere körperliche oder seelische Beeinträchtigung der Frau oder eine Lebensgefahr für die Frau zu vermeiden. Dieser Schwangerschaftsabbruch hat **keine zeitliche Begrenzung**, d. h., er könnte theoretisch bis zur Geburt durchgeführt werden.

Schwangerschaftsabbrüche mit einer kriminologischen oder medizinisch/mütterlichen Indikation sind nicht rechtswidrig. Die Schwangere benötigt einen Indikationsnachweis. Die Ausstellung eines Indikationsnachweises ist Ärzten vorbehalten.

Besteht keine solche Indikation, hat die Schwangere nur **bis zur 12. Schwangerschaftswoche** (nach der Konzeption) die Möglichkeit, die Schwangerschaft straffrei zu beenden. Diese Möglichkeiten des Schwangerschaftsabbruchs unterliegen der Beratungspflicht. Die Schwangerschaftskonfliktberatung muss mindestens drei Tage vor dem geplanten Schwangerschaftsabbruch an einer offiziell anerkannten Stelle (z. B. DRK, Diakonisches Werk, pro familia etc.) durchgeführt werden. In diesem Fall ist der Schwangerschaftsabbruch in Deutschland zwar rechtswidrig, aber straffrei.

Weitere Regelungen besagen, dass die Frau auch bei einem Schwangerschaftsabbruch nach der 13. Schwangerschaftswoche nicht zu bestrafen ist. Ferner darf sie nicht bestraft werden, wenn sie nach der 22. Schwangerschaftswoche einen Abbruch durchführen lässt, wenn sie sich in »besonderer Bedrängnis« befunden hat (Gruber u. Blanck 2014).

◘ Tab. 10.1 fasst die rechtlichen Grundlagen von Schwangerschaftsabbrüchen nochmals zusammen.

⬛ **Tab. 10.1** Rechtliche Grundlagen von Schwangerschaftsabbrüchen	
Indikation für den Schwangerschaftsabbruch	Bis wann darf man den Schwangerschaftsabbruch durchführen lassen?
Kriminologische Indikation	Bis zur 12. Schwangerschaftswoche
Medizinische/mütterliche Indikation	Keine zeitliche Begrenzung
Ohne Indikation	Bis zur 12. Schwangerschaftswoche

Sollte die Schwangere jünger als 14 Jahre sein, ist der Nachweis einer Beratung und die **Einverständniserklärung der Kindseltern** einzuholen. Ist die Schwangere zwischen 14 und 16 Jahren alt, muss der Arzt einschätzen, ob die Jugendliche reif genug ist, um die Entscheidung tragen zu können. Ist die Schwangere älter als 16 Jahre, darf sie selbstständig entscheiden, ob sie einen Schwangerschaftsabbruch durchführen lassen möchte. Prinzipiell gilt, dass niemand zu einem Schwangerschaftsabbruch gezwungen werden kann (BZgA 2013).

> **Merke**
>
> Schwangerschaftsabbrüche ohne Indikation unterliegen der Beratungspflicht. Die Beratung muss mindestens drei Tage vor dem geplanten Schwangerschaftsabbruch an einer offiziell anerkannten Stelle (z. B. DRK, Diakonisches Werk, pro familia etc.) durchgeführt werden.

10.2 Methoden

Es gibt unterschiedliche Methoden des Schwangerschaftsabbruchs. Alle Schwangerschaftsabbrüche werden von Ärzten durchgeführt.

Bis zur vollendeten 12. Schwangerschaftswoche kann der Schwangerschaftsabbruch mittels **Saugkürettage** durchgeführt werden. Der Muttermund wird medikamentös und manuell geweitet. Dann wird die Frucht »abgesaugt«, und die Gebärmutterschleimhaut wird »ausgeschabt«. Dieser Schwangerschaftsabbruch findet meist in Vollnarkose statt.

Nach der 12. Schwangerschaftswoche besteht die Möglichkeit des medikamentös induzierten Schwangerschaftsabbruchs. Die Schwangere bekommt **Prostaglandine** verabreicht, die eine Wehentätigkeit und eine Ausstoßung der Frucht zur Folge haben. Meist ist eine folgende Kürettage (Gewebeentfernung durch »Ausschabung«) notwendig. Der Eingriff wird oft als traumatisch erlebt.

Eine weitere Methode des Schwangerschaftsabbruchs ist die die Einnahme von **Mifepriston**, eines Antigestagens (bis zum 49. Tag nach der letzten Menstruation). Nach Einnahme des Medikaments stirbt die Frucht ab. Nach 2 Tagen erfolgt die Einnahme eines Prostaglandins, woraufhin die Frucht ausgestoßen wird (Gruber u. Blanck 2014).

Literatur

BZgA (2013)Sex 'n' tipps. Meine Rechte. Bundeszentrale für gesundheitliche Aufklärung, Köln

Gruber S, Blanck S (2014) BASICS Gynäkologie und Geburtshilfe, 5. Aufl. Urban & Fischer/Elsevier, München

Sexuell übertragbare Erkrankungen

Tabea Siekmann

11.1   HIV/AIDS – 84

11.2   Hepatitis – 84

11.3   Gonorrhö (Tripper) – 85

11.4   Syphilis (Lues) – 85

11.5   Herpes-simplex-Virus-Infektionen (HSV) – 86

11.6   Chlamydieninfektion (urogenital) – 86

11.7   Trichomonadeninfektion – 86

11.8   Infektion mit humanen Papillomaviren (HPV) – 86

11.9   Pilzinfektionen – 87

11.10   Ausführliche Hintergrundinformation für interessierte
         Leser – 87

         Literatur – 91

T. Siekmann, *Sexualerziehung und gesundheitliche Aufklärung für Mädchen und junge Frauen*,
DOI 10.1007/978-3-662-48601-6_11, © Springer-Verlag Berlin Heidelberg 2016

Zu den sexuell übertragbaren Erkrankungen gehören u. a. HIV/AIDS, Gonorrhö (Tripper), Hepatitis B/C, Lues (Syphilis), Herpes-simplex-Virus-Infektionen, Chlamydieninfektionen, Trichomonadeninfektionen, HPV-assoziierte Erkrankungen, Mykoplasmeninfektionen, Molluscum contagiosum (Dellwarzen), Zytomegalie-Virus-Infektionen, Pilzinfektionen, Filzläuse und Milben. Diese Erkrankungen werden **durch Geschlechtsverkehr übertragen**. Die einzige Verhütungsmethode, die auch vor Geschlechtskrankheiten schützt, ist das Kondom (und die Enthaltsamkeit). Im Folgenden werden einige der wichtigsten sexuell übertragbaren Erkrankungen dargestellt (Gruber u. Blanck 2014).

11.1   HIV/AIDS

Aus der Praxis
Jugendliche (17 Jahre): »Was ist denn eigentlich der Unterschied zwischen HIV und AIDS?«

Das Humane-Immundefizienz-Virus wird als HIV bezeichnet. Als AIDS (Acquired Immunodeficiency Syndrome) wird die Erkrankung mit dem Virus bezeichnet, wenn zusätzlich AIDS-definierende Erkrankungen auftreten.

HIV kann über **Schleimhäute, Blut** oder von der Schwangeren auf ihr ungeborenes Kind übertragen werden. D. h., dass HIV insbesondere beim Geschlechtsverkehr übertragen wird. Die Verwendung von Kondomen kann verhindern, dass sich Menschen beim Geschlechtsverkehr mit HIV infizieren. Ferner kann das Virus auch übertragen werden, wenn man sich mit einer Klinge/Nadel verletzt, die zuvor ein HIV-infizierter Mensch verwendet hat. Somit ist die Übertragung von HIV möglich, wenn z. B. »**Ritzwerkzeug**« von mehr als einer Person verwendet wird. Das HI-Virus befällt Zellen des Immunsystems des menschlichen Körpers und zerstört diese. Im Verlauf greift das Virus das Immunsystem so stark an, dass der Patient an vielen anderen Infektionen erkrankt. Die Zerstörung des Immunsystems durch das HI-Virus bis zur Ausbildung des Vollbilds AIDS kann bis zu 10 Jahre (und länger) dauern (Angstwurm u. Kia 2014).

> **Merke**
>
> HIV, Hepatitis B und Hepatitis C können übertragen werden, wenn Menschen mit selbstverletzendem Verhalten ihr Ritzwerkzeug teilen.

11.2   Hepatitis

Hepatitis B und C können parenteral (»unter Umgehung des Verdauungstrakts«), vor allem über Blut und während des Geschlechtsverkehrs, übertragen werden. Mit anderen Worten: Das Virus kann auch (wie HIV) übertragen werden, wenn man sich mit einer Klinge/Nadel verletzt, die zuvor ein infizierter Mensch verwendet hat. Somit ist die Übertragung von Hepatitis B und C möglich, wenn z. B. »Ritzwerkzeug« von mehr als einer Person verwendet wird. **Hepatitis-B–Viren** können zu einer akuten Leberentzündung führen. Ein Symptom der Hepatitis ist die Gelbsucht. Aus der akuten Hepatitis kann sich wiederum eine chronische Leberentzündung entwickeln, die ein signifikant erhöhtes Risiko für die Entwicklung von Leberkrebs mit sich bringt. Schützen kann man sich vor Hepatitis B durch eine **Impfung** und durch die Verwendung von Kondomen beim Geschlechtsverkehr.

> **Merke**
>
> Eine Impfung kann vor Hepatitis-B-Infektionen schützen.

Auch **Hepatitis-C-Viren** können parenteral, vor allem über Blut und beim Geschlechtsverkehr übertragen werden. In 80 % der Fälle entwickelt sich im Verlauf eine chronische Leberentzündung. Aus dieser Infektion können eine Leberzirrhose und Leberkrebs entstehen. Vor dieser Erkrankung kann man sich durch die Verwendung von Kondomen beim Geschlechtsverkehr schützen (Angstwurm u. Kia 2014).

11.3   Gonorrhö (Tripper)

Eine weitere sexuell übertragbare Krankheit ist die Gonorrhö. Sie wird durch Geschlechtsverkehr übertragen und entsteht durch die Infektion mit **Gonokokken** (Bakterien). Bauchschmerzen und eitriger Ausfluss können Symptome sein. In ca. 20 % der Fälle chronifiziert die Erkrankung und kann eine Sterilität zur Folge haben. Auch vor dieser Erkrankung kann man sich durch den Gebrauch von Kondomen beim Geschlechtsverkehr schützen (Angstwurm u. Kia 2014a, b; Gruber u. Blanck 2014).

11.4   Syphilis (Lues)

Die Lues ist eine Erkrankung, die durch Geschlechtsverkehr übertragen wird. Ihr Erreger ist das **Bakterium »Treponema pallidum«**. Die Lues verläuft nach einer Inkubationszeit von ca. 3-4 Wochen in 3 Stadien. Zu den Symptomen gehören u. a. Kopfschmerzen, Fieber, Condylomata lata (Hautveränderungen) und neurologische Symptome. Durch die Verwendung von Kondomen kann die Übertragung von Lues während des Geschlechtsverkehrs verhindert werden (Gruber u. Blanck 2014).

11.5   Herpes-simplex-Virus-Infektionen (HSV)

Eine weitere Erkrankung, die durch Geschlechtsverkehr übertragen wird, ist die Herpes-simplex-Virus-Infektion (Herpes genitalis). Sie tritt meist durch eine Infektion mit dem Herpes-simplex-Virus Typ 2 auf. Es kommt an den Genitalien zur Ausbildung von sehr **schmerzhaften Bläschen**. Ferner kommt es im Verlauf zu Symptomen wie Fieber, Muskelschmerzen und Lymphknotenschwellungen. Auch diese sexuell übertragbare Erkrankung kann durch die Verwendung von Kondomen beim Geschlechtsverkehr verhindert werden (Gruber u. Blanck 2014).

11.6   Chlamydieninfektion (urogenital)

Chlamydien sind Bakterien, die Entzündungen der Harnröhre und des Gebärmutterhalses auslösen können. Symptom kann blutiger Ausfluss sein. Ferner verursachen die Bakterien häufig Infektionen, die sich ausbreiten und zu einer »Blutvergiftung« führen können. Spätfolge einer Chlamydieninfektion kann **Sterilität** sein. Verhindert werden kann die Erkrankung durch die Nutzung von Kondomen beim Geschlechtsverkehr (Angstwurm u. Kia 2014; Gruber u. Blanck 2014).

> **Merke**
>
> Chlamydieninfektionen und Gonorrhö können zu Sterilität führen.

11.7   Trichomonadeninfektion

Eine Infektion mit den Geißeltierchen Trichomonas vaginalis kann zu einer Entzündung des Gebärmutterhalses, der Scheide und der Adnexen führen. Diese geht einher mit **gelb-grünem oder weißlichem, schäumendem Fluor**. Außerdem kann es zu einer Blasenentzündung kommen. Die Infektion mit Trichomonaden kann durch Geschlechtsverkehr ohne Kondom geschehen (Angstwurm u. Kia 2014a, b; Gruber u. Blanck 2014).

11.8   Infektion mit humanen Papillomaviren (HPV)

Eine Ansteckung mit Papillomaviren ist über Haut- und Schleimhautkontakte und somit auch beim Geschlechtsverkehr möglich. Die Nutzung von Kondomen verringert die Wahrscheinlichkeit einer Infektion. Papillomaviren sind die Auslöser der Entstehung genitaler

Feigwarzen. Infektionen mit Papillomaviren können auch zur Entstehung von **Gebärmutterhalskrebs** führen. Um vor den Genotypen HPV 6, 11, 16 und 18 zu schützen, empfiehlt die STIKO die zweimalige (in Einzelfällen auch dreimalige) Impfung. Die Impfung ist empfohlen für Mädchen vor dem ersten Geschlechtsverkehr im Alter von 9-14 Jahren (Angstwurm u. Kia 2014a, b; Gruber u. Blanck 2014, Robert Koch-Institut 2014).

> **Merke**
>
> Eine Impfung kann vor Gebärmutterhalskrebs schützen!

11.9   Pilzinfektionen

Die **häufigste vaginale Infektion** ist die Pilzinfektion. Sie wird meist durch Candida albicans ausgelöst. Zu den typischen Symptomen zählen Juckreiz und weißer, bröckeliger Ausfluss (Angstwurm u. Kia 2014a).

> **Tipp**
>
> Gute Hygiene beugt Infektionen vor.

Bei einer Geschlechtskrankheit muss der Partner/die Partnerin häufig mitbehandelt werden, um eine erneute Infektion (**Reinfektion**) zu vermeiden. Vielen Krankheiten kann durch gute Hygiene vorgebeugt werden. Nach jedem Toilettengang (und nach der Berührung infizierter Körperstellen) sollte man sich die Hände mit Wasser und Seife reinigen, um eine Infektion einer anderen Person (oder einer autogenen Reinfektion) zu vermeiden. Ferner sollte die Unterwäsche häufig gewechselt und als Kochwäsche gewaschen werden.

11.10   Ausführliche Hintergrundinformation für interessierte Leser

▪ HIV/AIDS

Das Humane-Immundefizienz-Virus wird als HIV bezeichnet. Als AIDS (Acquired Immunodeficiency Syndrome) wird die Erkrankung mit dem Virus bezeichnet, wenn zusätzlich AIDS-definierende Erkrankungen auftreten. HIV kann über Schleimhäute, Blut oder von der Schwangeren auf ihr ungeborenes Kind übertragen werden. D. h., dass HIV insbesondere beim Geschlechtsverkehr übertragen wird. Die Verwendung von Kondomen kann verhindern, dass sich Menschen beim Geschlechtsverkehr mit HIV infizieren. Ferner kann das Virus auch übertragen werden, wenn man sich mit einer Klinge/Nadel verletzt, die zuvor ein HIV-infizierter Mensch verwendet hat. Somit ist die Übertragung von HIV möglich, wenn z. B. »Ritzwerkzeug« von mehr als einer Person verwendet wird. Das HI-Virus befällt Zellen des Immunsystems des menschlichen Körpers und zerstört diese. Im Verlauf greift das Virus das Immunsystem so stark an, dass der Patient an vielen anderen Infektionen erkrankt. Zu den ersten Symptomen nach Infektion mit dem HIV gehören **grippeähnliche Symptome**. Bei manchen Patienten fehlen die ersten Symptome ganz. Die Zerstörung des Immunsystems durch das HI-Virus bis zur Ausbildung des Vollbilds AIDS kann bis zu 10 Jahre (und länger) dauern. Zu den AIDS-definierenden Erkrankungen gehören u. a. Toxoplasmose, Tuberkulose und Pneumocystis-jirovecii-Pneumonien. HIV kann mit einer hoch aktiven antiretroviralen Therapie behandelt (aber nicht geheilt) werden (Angstwurm u. Kia 2014).

■ **Hepatitis**

Hepatitis B und C können parenteral und während des Geschlechtsverkehrs übertragen werden. **Hepatitis-B–Viren** können zu einer akuten Hepatitis führen. Diese wiederum kann sich zu einer chronischen Hepatitis entwickeln, die ein signifikant erhöhtes Risiko einer Entwicklung eines **Leberzellkarzinoms** mit sich bringt. Schützen kann man sich vor Hepatitis B durch eine Impfung und durch die Verwendung von Kondomen beim Geschlechtsverkehr. Eine Therapie steht in der Gabe von Virustatika zur Verfügung.

Auch **Hepatitis-C-Viren** können parenteral und über Geschlechtsverkehr übertragen werden. Eine akute Infektion verläuft häufig stumm, kann aber auch mit grippeähnlichen Symptomen einhergehen. In 80 % der Fälle entwickelt sich im Verlauf eine chronische Hepatitis, die durch Müdigkeit, Abgeschlagenheit und Oberbauchbeschwerden imponiert. Aus dieser Infektion können eine Leberzirrhose und ein hepatozelluläres Karzinom entstehen. Auch kann eine Infektion mit Hepatitis-C-Viren zu einer Vaskulitits, Glomerulonephritis und Kryoglobulinämie führen. Vor dieser Erkrankung kann man sich durch die Verwendung von Kondomen beim Geschlechtsverkehr schützen. Als Therapie kommt die Gabe von Virustatika und anderen Medikamenten in Frage (Angstwurm u. Kia 2014).

■ **Gonorrhö (Tripper)**

Eine weitere sexuell übertragbare Krankheit ist die Gonorrhö. Sie wird durch Geschlechtsverkehr übertragen und entsteht durch die Infektion mit Gonokokken. Sie kann zu einer **oberen Gonorrhö** (Infektion der Zervix, Adnexe, Peritoneum, Cavum uteri) oder **unteren Gonorrhö** (Infektion des Rektums, Urethra, Bartholin-Drüsen) führen. Ferner gibt es auch kombinierte Infektionen. Zu den Symptomen einer oberen Gonorrhö gehören erhöhte Temperatur, ein druckdolentes Abdomen und typische Adnexitisbeschwerden. Zu einer unteren Gonorrhö gehören u. a. Dysurie, Pollakisurie, eitrige Urethritis, eitriger Fluor und ein schmerzhafter, geröteter Introitus. Manche Infektionen verlaufen symptomarm oder /-los. In ca. 20 % der Fälle chronifiziert die Erkrankung und kann eine Sterilität zur Folge haben. Auch vor dieser Erkrankung kann man sich durch den Gebrauch von Kondomen beim Geschlechtsverkehr schützen. Als Therapie besteht die Möglichkeit der Gabe von Antibiotika (Angstwurm u. Kia 2014a, b; Gruber u. Blanck 2014).

- **Lues (Syphilis)**

Die Lues ist eine Erkrankung, die durch Geschlechtsverkehr übertragen wird. Ihr Erreger ist das Bakterium »Treponema pallidum«. Die Lues verläuft nach einer Inkubationszeit von ca. 3-4 Wochen in 3 Stadien. Stadium 1: Ein Primäraffekt entsteht und heilt ab. Als Primäraffekt wird das Auftreten eines **Ulcus durum** (»harter Schanker«) bezeichnet. Das Ulcus durum entsteht an der Eintrittspforte des Bakteriums. Im Verlauf entsteht eine Lymphknotenschwellung. Stadium 2: Das Bakterium verbreitet sich über den Blutweg und die Lymphgefäße. Zu den Symptomen gehören u. a. Kopfschmerzen, Fieber, Polylymphadenopathie, Exantheme, Condylomata lata und das Palmoplantarsyphilid. Stadium 3: Meist treten die Patienten erst nach 2-5-jähriger Beschwerdefreiheit in das 3. Stadium ein. Es ist gekennzeichnet durch das Auftreten von destruktiven Veränderungen (»Gummen«) der inneren Organe. Ferner kann es zu einer Mesaortitis luetica und neurologischen Symptomen kommen. Zu den neurologischen Symptomen gehören Wesensveränderung, Meningitis, Verschlechterung der kognitiven Leistungsfähigkeit und **Tabes dorsalis** (Rückenmarkshinterstrangdegeneration). Durch die Verwendung von Kondomen kann die Übertragung von Lues während des Geschlechtsverkehrs verhindert werden. Die Therapie dieser Infektion besteht in der Gabe von Antibiotika (Gruber u. Blanck 2014).

- **Herpes-simplex-Virus-Infektionen (HSV)**

Eine weitere Erkrankung, die durch Geschlechtsverkehr übertragen wird, ist die Herpes-simplex-Virus-Infektion (Herpes genitalis). Sie tritt meist durch eine Infektion mit dem Herpes-Simplex-Virus Typ 2 auf. Nach einer Inkubationszeit von ca. 3-9 Tagen (bei Erstinfektion) kommt es an den Genitalien zur Ausbildung von sehr schmerzhaften Bläschen. Im Verlauf ulzeriert das Gewebe. Ferner kommt es im Verlauf zu Symptomen wie Fieber, Muskelschmerzen und Lymphknotenschwellungen. Die Viren **persistieren ein Leben lang** in den Ganglien. Die Symptome werden durch eine Therapie mit Virustatika gemildert. Auch diese sexuell übertragbare Erkrankung kann durch die Verwendung von Kondomen beim Geschlechtsverkehr verhindert werden (Gruber u. Blanck 2014).

- **Chlamydieninfektion (urogenital)**

Chlamydien sind Bakterien, deren Serotypen D-K (Chlamydia trachomatis) Urethritis und Zervizitis auslösen können. Symptom kann blutiger, zervikaler Fluor sein. Ferner verursachen sie häufig aufsteigende Infektionen. Spätfolge einer Chlamydieninfektion kann **Sterilität** sein. Verhindert werden kann die Erkrankung durch die Nutzung von Kondomen beim Geschlechtsverkehr, behandelt werden kann sie mit Antibiotika (Angstwurm u. Kia 2014; Gruber u. Blanck 2014).

- **Trichomonadeninfektion**

Eine Infektion mit den Geißeltierchen Trichomonas vaginalis kann zu einer Trichomonadenkolpitis-/zervizitis führen. Diese geht einher mit gelb-grünem oder weißlichem, schäumendem Fluor. Außerdem kann es zu einer **Trichomonadenzystitis** kommen. Die Infektion mit Trichomonaden kann durch Geschlechtsverkehr ohne Kondom geschehen. Die Infektion wird mit Antibiotika behandelt (Gruber u. Blanck 2014; Angstwurm u. Kia 2014).

- **Infektion mit humanen Papillomaviren (HPV)**

Bislang wurden mehr als 150 humanpathogene Genotypen der Papillomaviren entdeckt. Eine Ansteckung mit Papillomaviren ist über Haut- und Schleimhautkontakte und somit auch beim Geschlechtsverkehr möglich. Die Nutzung von Kondomen verringert die Wahrscheinlichkeit einer Infektion. Man unterscheidet zwischen **gutartigen Viren (z. B. HPV 1,3), Low-Risk-Viren (z. B. HPV 6,11) und High-Risk-Viren (z. B. HPV 16, 18, 31)**. Condylomata acuminata (Feigwarzen) der Genitalien entstehen durch eine Infektion mit den Low-Risk-Typen 6 und 11. Therapieoptionen sind u. a. die chirurgische Abtragung, Laserkoagulation und topische Therapie mit Imiquimod, einem Virustatikum. Infektionen mit den High-Risk-Viren können zur Entstehung von Zervixkarzinomen führen. Um vor den Genotypen HPV 6, 11, 16 und 18 zu schützen, empfiehlt die STIKO die dreimalige Impfung mit einem Totimpfstoff. Die Impfung ist empfohlen für Mädchen im Alter von 9-14 Jahren vor dem ersten Geschlechtsverkehr (Angstwurm u. Kia 2014a, b; Gruber u. Blanck 2014; Robert Koch-Institut 2014).

- **Pilzinfektionen**

Die häufigste vaginale Infektion ist die **Soorkolpitis**. Diese Pilzinfektion wird meist durch Candida albicans ausgelöst. Zu den typischen Symptomen zählen Juckreiz und weißer, bröckeliger Fluor. Die Behandlung besteht aus der Gabe von Antimykotika. Häufig ist der Wiederaufbau einer natürlichen Flora nötig. Dies kann durch die vaginale Gabe von Döderleinbakterien geschehen (Angstwurm u. Kia 2014a).

Literatur

Angstwurm M, Kia T (Hrsg) (2014a) mediscript StaR 13. Das Staatsexamens-Repetitorium zur Gynäkologie. Urban & Fischer/Elsevier, München

Angstwurm M, Kia T (Hrsg) (2014b) mediscript StaR 7. Das Staatsexamens-Repetitorium zur Infektiologie und Mikrobiologie. Urban & Fischer/Elsevier, München

Gruber S, Blanck S (2014) BASICS Gynäkologie und Geburtshilfe, 5. Aufl. Urban & Fischer/Elsevier, München

Robert Koch-Institut (Hrsg) (2014) Epidemiologisches Bulletin Nr. 35. d ► http://www.rki.de/DE/Content/Infekt/EpidBull/Archiv/2014/Ausgaben/35_14.pdf?__blob=publicationFile. Zugegriffen: 10.04.2015

Notfallsituationen und Kontaktadressen

Tabea Siekmann

12.1   Veränderung an den Genitalien – 94

12.2   Postkoitale Kontrazeption (»Pille danach«) – 94

12.3   Information über Verhütungsmittel – 95

12.4   Wunsch nach Schwangerschaftsabbruch – 95

12.5   Sexuelle Gewalt – 95

12.6   Sonstige Fragen – 95

Literatur – 95

T. Siekmann, *Sexualerziehung und gesundheitliche Aufklärung für Mädchen und junge Frauen*,
DOI 10.1007/978-3-662-48601-6_12, © Springer-Verlag Berlin Heidelberg 2016

In einem Notfall ist es wichtig, einen kühlen Kopf zu bewahren und bedacht und überlegt zu handeln. Meist gelingt dies deutlich besser, wenn das Handeln in der Notfallsituation zuvor **besprochen oder geübt** wurde. Aus diesem Grund widmet sich dieses Kapitel der Nennung möglicher gynäkologischer Notfälle und der Aufzählung unterschiedlicher Stellen, an die sich die Jugendliche in einem solchen Fall wenden kann.

12.1   Veränderung an den Genitalien

Die Jugendliche bemerkt Veränderungen an ihren Genitalien: Schmerzen, Blutungen, Hautveränderungen, Ausfluss, auffälligen Geruch. In solchen Fällen sollte ein Termin beim Gynäkologen vereinbart werden. Ist die Situation akut, so kann die Patientin zum Notdienst oder ins Krankenhaus gehen. Sollte sie dazu nicht mehr in der Lage sein, kann der Notruf gerufen werden.

- Notdienst:
  ▶ http://www.notdienst-zentrale24.de/gesundheits-notdienste/frauenarzt-notdienst
  (Stand 14.02.2015)
- Krankenhäuser (exemplarisch, Stand 14.02.2015):
  Berlin: Charité – Universitätsmedizin Berlin CVK: Campus Virchow-Klinikum CC 17: Frauen-, Kinder- & Jugendmedizin mit Perinatalzentrum & Humangenetik Klinik für Gynäkologie m.S. Offene Tumorchirurgie; interne Geländeadresse: Mittelallee 9; Campusadresse: Augustenburger Platz 1, 13353 Berlin; Telefonnummer: +49 30 450 664 124
  Frankfurt am Main: Universitätsklinikum Frankfurt, Klinik für Frauenheilkunde und Geburtshilfe, Theodor-Stern-Kai 7, 60590 Frankfurt am Main; Telefonnummer: +49 69 / 6301-0
  München: LMU Uniklinikum München Klinik und Poliklinik für Frauenheilkunde und Geburtshilfe – Großhadern, Marchioninistr. 15, 81377 München; Telefonnummer: 089 / 4400 – 0
- Notruf Deutschland (Stand 14.02.2015):
  Telefonnummer: 112

12.2   Postkoitale Kontrazeption (»Pille danach«)

Die Kontrazeption der Jugendlichen hat versagt/wurde nicht angewendet und sie möchte eine postkoitale Kontrazeption einnehmen (»Pille danach«):

- Frauenarzt
- Gynäkologischer Notdienst
- Krankenhaus
- Apotheke

Adressen s.o.

12.3   Information über Verhütungsmittel

Die Jugendliche möchte sich über Verhütungsmittel informieren:
- Gynäkologe
- Beratungsstellen (exemplarisch, Stand 14.02.2015): pro familia
Berlin: pro familia Beratungsstelle Berlin, Kalckreuthstr. 4, 10777
Berlin; Telefonnummer: 030 39849898
Frankfurt am Main: pro familia Beratungsstelle Frankfurt-Main,
Palmengartenstr. 14, 60325 Frankfurt am Main; Telefonnummer:
069 90744744
München: pro familia Beratungsstelle München-Schwabing,
Türkenstr. 103, 80799 München; Telefonnummer: 089 3300840

12.4   Wunsch nach Schwangerschaftsabbruch

Die Jugendliche wünscht einen Schwangerschaftsabbruch:
- Gynäkologe
- Offizielle Beratungsstellen (exemplarisch): DRK, Diakonisches
Werk, donum vitae, Arbeiterwohlfahrt, paritätischer Wohlfahrts-
verband, pro familia
(BZgA 2013)

Adressen s.o.

12.5   Sexuelle Gewalt

Sollte die Jugendliche Opfer von sexueller Gewalt geworden sein,
kann sie sich zuerst an ein Krankenhaus und die Polizei wenden.
- www.hilfeportal-missbrauch.de
- Service-Hotline: 0800 22 55 530 (kostenlos)
(BZgA 2013)

12.6   Sonstige Fragen

Bei vielen weiteren Fragen kann auch die Bundeszentrale für gesundheitliche Aufklärung (BZgA) weiterhelfen.
- ▶ http://www.bzga.de/service/beratungsstellen/
- ▶ http://www.bzga.de/service/infotelefone/
- ▶ http://www.bzga.de/service/infodienste/
(Stand 14.02.2015)

Literatur

BZgA (2013) Sex'n' tipps. Meine Rechte. Bundeszentrale für gesundheitliche Aufklärung, Köln

Praktischer Teil

Kapitel 13   **Sitzungen – 99**
Tabea Siekmann

Kapitel 14   **Materialien – 113**
Tabea Siekmann

Sitzungen

Tabea Siekmann

13.1   Sitzung 1: Die Veränderungen des weiblichen Körpers in
          der Pubertät – 101

13.2   Sitzung 2: Hygiene – 102

13.3   Sitzung 3: Die weibliche Anatomie und der weibliche
          Zyklus – 103

13.4   Sitzung 4: Sexuelle Identität und Toleranz – 103

13.5   Sitzung 5: Gefühle und Beziehung – 104

13.6   Sitzung 6: Geschlechtsverkehr – 105

13.7   Sitzung 7: Verhütung – 106

13.8   Sitzung 8: Schwangerschaft und Geburt – 108

13.9   Sitzung 9: Schwangerschaftsabbruch – 109

13.10   Sitzung 10: Sexuell übertragbare Krankheiten – 109

13.11   Sitzung 11: Notfallsituationen und Kontaktadressen – 110

T. Siekmann, *Sexualerziehung und gesundheitliche Aufklärung für Mädchen und junge Frauen*,
DOI 10.1007/978-3-662-48601-6_13, © Springer-Verlag Berlin Heidelberg 2016

In den folgenden Anleitungen zum Aufbau der einzelnen Sitzungen werden Informationen aus der klinischen Anwendungserfahrung gegeben. Jede Sitzung ist gegliedert in einen »Einstieg« ins Thema (bestehend aus Übung/Spiel/Filmausschnitte/Experiment), die Vermittlung von Sachinhalten und die Bearbeitung einzelner Arbeitsblätter oder Übungen. Ferner sind die Kursziele der einzelnen Sitzungen formuliert.

Die Grundlagen, die in den Sitzungen vermittelt werden sollen, sind in den jeweiligen Theoriekapiteln (▶ Kap. 2 bis 12) einfach und ausführlich dargestellt. Bei komplexeren Themengebieten gibt es dort jeweils einen Abschnitt »Weiterführende Informationen für interessierte Leser«, der medizinische Hintergrundinformationen liefert. Die Nutzung dieser tiefergehenden Infos empfiehlt sich insbesondere dann, wenn die Jugendlichen sehr wissbegierig sind und sehr komplexe Fragen stellen.

Wie bereits erläutert, ist dieses Manual sowohl in Einzel- als auch in Gruppensitzungen nutzbar. Möglicherweise gebietet die Gruppendynamik, dass unterschiedliche Themenkomplexe im Einzelgespräch besprochen werden sollten. Dies ist individuell zu überprüfen. Für eine Gruppensitzung sollen Mädchen ähnlichen Alters und ähnlichen Entwicklungsstands mit möglichst ähnlicher kognitiver Leistungsfähigkeit zusammen arbeiten. Günstig ist es, wenn dieses Manual von einem gleichgeschlechtlichen Anleiter verwendet wird. Dies ist allerdings nicht zwingend notwendig. Eine Gruppensitzung sollte möglichst von zwei Personen gehalten werden. Der Grund für den Einsatz von mehr als einem Anleiter ist, dass sich die Anleiter gegenseitig rechtlich absichern und bezeugen können, dass kein Fehlverhalten stattgefunden hat.

In der Praxis haben sich Kleingruppen (ca. 4-6 Mädchen) bewährt. Eine Frequenz von einer Gruppensitzung pro Woche wird angeraten. In den Sitzungen sollte es möglichst nicht zu Frontalunterricht kommen. Der Theorieteil sollte interaktiv gestaltet werden. Es wird empfohlen, die Jugendlichen mit einzubinden, viele Fragen zu stellen, wenn möglich Anekdoten/lustige Geschichten zu erzählen, Beispiele zu nennen etc. (Tipp: Wahren Sie professionelle Distanz und erzählen Sie keine privaten Details/Anekdoten). Dies soll sowohl die Motivation erhöhen als auch die Wahrscheinlichkeit, dass die Jugendlichen die Inhalte der Sitzungen verinnerlichen.

Im Materialteil (▶ Kap. 14) ist neben den Arbeitsblättern ein »Vertrag« zu finden, der zu Beginn der ersten Sitzung mit den Jugendlichen besprochen und von ihnen unterschrieben werden sollte. Es handelt sich dabei um eine »Schweigepflicht« gegenüber Dritten. Dies soll Verbindlichkeit schaffen und den Jugendlichen die Sicherheit geben, dass sie in den Gruppensitzungen mitarbeiten und Fragen stellen können, ohne Angst haben zu müssen, dass Informationen nach außen getragen werden.

13.1 Sitzung 1: Die Veränderungen des weiblichen Körpers in der Pubertät

▪ Dauer

30-45 Minuten

▪ Einstieg

Erklärung, wie wichtig Aufklärung ist und warum sie nun stattfinden soll (Tipp: Vermeiden Sie möglichst die Verwendung abgedroschener Floskeln wie »Sex ist die natürlichste Sache der Welt« etc.). Der Vertrag, der im Materialteil (▶ Kap. 14) zu finden ist, sollte an dieser Stelle erklärt und von den Jugendlichen unterschrieben werden.

▪ Spiel

Immer 2 Jugendliche finden sich zu einem Team zusammen. Jede Jugendliche erzählt der anderen 5 persönliche Details über sich (Hobby, Lieblingsessen, Haustier etc.), wobei eins davon gelogen ist. In der großen Gruppe soll jede Jugendliche ihre Partnerin anhand der genannten Merkmale vorstellen. Ziel des Spieles ist es, gemeinsam herauszufinden, welches Detail gelogen war. Häufig gelingt es mit diesem Spiel schnell, das »Eis zu brechen« und den Kennenlernprozess der Gruppenmitglieder zu beschleunigen. Dieses Spiel kann auch dann lustig sein, wenn sich die Teilnehmerinnen schon kennen.

▪ Theorieteil

Als Einstieg in den Theorieteil kann die Frage gestellt werden, von wem die Jugendliche wann aufgeklärt wurde und welche Informationen sie in der Vergangenheit erhalten hat. (Arbeitsblatt 1, ▶ Kap. 14).

Wichtig ist es, den Jugendlichen zu vermitteln, dass die Pubertät zu unterschiedlichen Zeitpunkten beginnen und unterschiedlich schnell fortschreiten kann. Auch ist es essentiell, den Jugendlichen zu erklären, dass die Ausprägung der sekundären Geschlechtsmerkmale genetisch prädisponiert (durch die Erbanlagen von Mutter und Vater vorgegeben) ist und dass es keine qualitativen Unterschiede zwischen den unterschiedlichen Größenausprägungen von sekundären Geschlechtsmerkmalen gibt. Ferner sollte in der Sitzung betont werden, dass es jederzeit wichtig ist, sich nicht (ausschließlich) über sein körperliches Erscheinungsbild zu definieren. (Arbeitsblatt 2, ▶ Kap. 14)

Ferner sollte in dieser Sitzung über die gynäkologische Erstuntersuchung informiert werden.

▪ Lernziele
– Anatomische Veränderungen in der Pubertät
– Hormonelle Veränderungen in der Pubertät
– Psychische Veränderungen in der Pubertät
– Information über und Abbau von Vorurteilen + Angst vor der gynäkologischen Erstuntersuchung

13.2   Sitzung 2: Hygiene

- ■ Dauer
30-45 Minuten

- ■ Einstieg
Wichtig ist es, im Einstieg zu erläutern, warum Hygiene wichtig ist (Vermeidung von Krankheiten etc.) und warum man sich eine Sitzung lang damit befasst.

- ■ Spiel
Eine blickdichte Tüte wird vom Anleiter vorab mit unterschiedlichen Hygieneprodukten gefüllt. Nun dürfen die Jugendlichen nacheinander mit geschlossenen Augen einen Gegenstand aus der Tüte nehmen und blind ertasten, worum es sich handelt. Folgende Gegenstände eignen sich für dieses Spiel: Tampon, Binde, Waschlappen, Stück Seife, Rolle Toilettenpapier, Shampoo, Socken, Bürste, Kamm, Zahnbürste, Wattestäbchen, Zahnpasta, Schwamm, Slipeinlage, Deo, Parfum, Fön, Haarspray etc.

- ■ Theorieteil
In der Pubertät ist es wegen der veränderten Körperfunktionen besonders wichtig, dass die Jugendlichen lernen, ihr Hygieneverhalten den neuen Begebenheiten anzupassen. Viele Jugendliche wissen noch nicht, wie sie sich adäquat pflegen können, um sich gesund zu halten und Krankheiten vorzubeugen. Auch die richtige Reihenfolge der Körperteile beim Waschen ist von besonderer Bedeutung. (Arbeitsblatt 3, ► Kap. 14)

Manche Jugendliche sind damit überfordert, sich selbstständig regelmäßig zu duschen und zu waschen. Diese Mädchen benötigen möglicherweise mehr Struktur von außen, um dem neuen nötigen Hygieneverhalten entsprechen zu können. Ein Wochenstrukturplan kann dabei helfen, dass die Jugendlichen lernen, sich selbst zu strukturieren. Anhand dieses Plans kann mit jeder Jugendlichen individuell besprochen werden, an welchen Tagen sie duschen könnte. Hobbies wie Sport o. ä. können berücksichtigt werden. Die individuellen Absprachen können auf dem Arbeitsblatt unter »Anmerkungen« schriftlich fixiert werden. (Arbeitsblatt 4, ► Kap. 14)

- ■ Lernziele
- ═ Erkennen, warum man sich waschen/pflegen soll
- ═ Erkennen, wie häufig man sich waschen/pflegen soll
- ═ Erkennen, in welcher Reihenfolge die Körperteile gewaschen werden sollen
- ═ Theoretisches Erlernen der Monatshygiene
- ═ Theoretisches Erlernen der Hygienemaßnahmen nach dem Toilettengang

13.3   Sitzung 3: Die weibliche Anatomie und der weibliche Zyklus

■ Dauer

Ca. 60 Minuten

■ Einstieg

Erklärung, dass es wichtig ist, über den eigenen Körper und dessen Funktionen informiert zu sein. Diese Sitzung ist die Grundlage für folgende Sitzungen.

■ Spiel

Die Jugendlichen werden in zwei Gruppen eingeteilt. Innerhalb von 1,5 Minuten (je nach kognitiver Leistungsfähigkeit der Jugendlichen kann die Zeit auch verlängert werden) soll jede Gruppe so viele Begriffe wie möglich aufschreiben, die mit dem Thema »weibliche Geschlechtsorgane« und »weiblicher Zyklus« zu tun haben. Die Gruppe, die die meisten Begriffe gefunden hat, gewinnt.

■ Theorieteil

Einen Überblick über die weibliche Anatomie zu haben ist essentiell, um im Verlauf den weiblichen Zyklus erlernen zu können. Es ist wichtig, den Jugendlichen anhand einer Grafik zu erklären, wo sich welche Organe befinden und wie diese aussehen. (Arbeitsblatt 5, ▶ Kap. 14)

Im Folgenden sollte der weibliche Zyklus mit seinen Auswirkungen auf den ganzen Körper einfach und klar erklärt werden. Besonders für Mädchen und junge Frauen, die psychiatrisch erkrankt sind, ist die Kenntnis der Auswirkungen der unterschiedlichen Hormone während des ovariellen Zyklus auf den Körper und die Psyche von elementarer Bedeutung. (Arbeitsblatt 6, ▶ Kap. 14)

Auch ist es wichtig, über Zyklusstörungen zu informieren.

■ Lernziele
− Anatomie des weiblichen Körpers
− Funktionen der weiblichen Geschlechtsorgane
− Weibliche Hormone – Einfluss auf den Zyklus
− Weibliche Hormone – Einfluss auf Körper und Psyche
− Zyklusstörungen

13.4   Sitzung 4: Sexuelle Identität und Toleranz

■ Dauer

30-45 Minuten

■ Einstieg

Eingeleitet werden kann das Thema »Toleranz« mit dem Zeigen einiger Filmsequenzen. Dafür eignen sich viele verschiedene Filme/Filmausschnitte, die nach Belieben frei gewählt werden können – je nach Alter, Entwicklungsstand und kognitiver Leistungsfähigkeit der Jugendlichen. Wichtig ist es, sich nach dem Zeigen der Sequenz kritisch damit auseinanderzusetzen und herauszustellen, dass alle Menschen gleich sind. Folgende Filme könnten sich als Einstieg eignen: Brokeback Mountain (schwule Liebe), Women Love Women (lesbische Liebe), Parada (schwule Liebe), The Kids Are All Right (Regenbogenfamilie).

■ **Theorieteil**

Ziel dieser Sitzung ist es, den Jugendlichen zu vermitteln, dass Individualität Teil des Lebens ist und Menschen nicht aufgrund ihrer Persönlichkeit/Interessen/Vorlieben etc. diskriminiert werden dürfen. Wichtig ist es, Empathie, Respekt und Toleranz sich selbst und seinen Mitmenschen gegenüber empfinden und zeigen zu können. (Arbeitsblatt 7, ▶ Kap. 14)

Die Jugendlichen sollten sich darüber im Klaren sein, wer mit wem verkehren darf und welche Beziehungen verboten sind. Auf Arbeitsblatt 8 sind Karten für ein Memospiel dargestellt. Sie zeigen Menschen, die entweder durch ein Herz oder einen Blitz verbunden sind. Dies zeigt an, ob die Beziehung rechtlich möglich oder verboten ist. Die einzelnen Karten können ausgeschnitten und auf Karton geklebt werden. Für dieses Spiel können die Jugendlichen in Teams aufgeteilt werden. Jedes Team darf 2 Karten aufdecken. Hat es ein Kartenpaar gefunden, welches zusammenpasst, darf es 2 weitere Karten aufdecken. Sobald das Team 2 nicht zusammen passende Karten aufgedeckt hat, ist das gegnerische Team an der Reihe. Gewonnen hat das Team, das die meisten Paare gefunden hat. Der Anleiter soll darauf achten, dass die gewählten Kartenpaare inhaltlich auch wirklich zusammen gehören, damit die Jugendlichen lernen, welche Beziehungen verboten sind. (Arbeitsblatt 8, ▶ Kap. 14)

■ **Lernziele**
- Existenz unterschiedlicher Lebensformen, die alle gleichwertig sind
- Toleranz, Respekt
- Rechtliche Grundlagen von Beziehungen

13.5   Sitzung 5: Gefühle und Beziehung

■ **Dauer**
30-45 Minuten

■ **Einstieg**
Erklärung, dass in der Pubertät häufig zum ersten Mal Verliebtheitsgefühle entstehen. Es sollte betont werden, dass ein intensives Ken-

nenlernen und eine sorgfältige Prüfung des Gegenübers wichtig ist, bevor (sexuelle) Beziehungen eingegangen werden.

■ **Spiel**

Dieses Spiel kann zur Einleitung in das Thema »Vertrauen« gespielt werden. Die Jugendlichen werden in Zweiergruppen eingeteilt. Eine Jugendliche schließt die Augen und streckt ihren Arm aus, die Handfläche zeigt nach unten. Die andere Jugendliche berührt mit ihrem Zeigefinger die Handfläche der ersten Jugendlichen. Durch die Bewegungen ihres Zeigefingers in unterschiedliche Richtungen führt sie nun die »blinde« Jugendliche nur mit Hilfe ihres Fingers durch den Raum, ohne mit Gegenständen/anderen Personen zu kollidieren. In dieser Übung können die Jugendlichen lernen, wie schwierig es ist, jemandem blind zu vertrauen, wenn man selbst den Weg nicht sieht.

■ **Theorieteil**

Besonders in der Pubertät blühen die Gefühle für einen anderen Menschen auf. Verliebtheit und Liebe für einen Gleichaltrigen zu empfinden, ist besonders im Jugendalter ein großes Thema. Aus diesen Gefühlen können soziale/sexuelle Beziehungen entstehen. Manche Jugendliche brauchen Unterstützung beim Einordnen dieser Gefühle und im Umgang mit sich und ihrem Gegenüber. Um sich zu verdeutlichen, ob es das Gegenüber ernst mit einem meint, kann das Arbeitsblatt 9 hilfreich sein. (Sollte die Jugendliche große Schwierigkeiten mit der Einschätzung sozialer Interaktionen haben, wird an dieser Stelle auf den Einsatz weiterführender Literatur zu Themen wie Empathiefähigkeit, Sozialverhalten etc. verwiesen.) (Arbeitsblatt 9, ▶ Kap. 14)

■ **Lernziele**
– Wie sich Verliebtheit und Liebe in Gedanken/Gefühlen/Verhalten zeigen
– Voraussetzungen für Partnerschaft + Intimität

13.6   Sitzung 6: Geschlechtsverkehr

■ **Dauer**
30-45 Minuten

■ **Einstieg**
Eingeleitet werden kann das Thema »Geschlechtsverkehr« mit dem Zeigen einiger Filmsequenzen. Dafür eignen sich viele verschiedene Filme/Filmausschnitte, die nach Belieben frei gewählt werden können – je nach Alter, Entwicklungsstand und kognitiver Leistungsfähigkeit der Jugendlichen. Wichtig ist es, sich nach dem Zeigen der Sequenz kritisch damit auseinanderzusetzen. Folgende Filme könnten sich als

Einstieg eignen: Mädchen Mädchen (»Erstes Mal«, Masturbation), Freundinnen und andere Monster (»Erstes Mal«), Juno (Teenagerschwangerschaft).

■ **Spiel**

Benötigt werden Knete, Stifte, Papier und eine Uhr. Die Jugendlichen werden in zwei Gruppen eingeteilt. Die Gruppen spielen im Wechsel. Jede Spielzeit beträgt 1,5 Minuten. Innerhalb dieser Zeit zieht eine Jugendliche eine Karte und befolgt die Anweisung darauf (entweder einen Begriff zu kneten oder blind zu zeichnen). Die anderen Jugendlichen ihrer Gruppe versuchen den Begriff zu erraten. Sobald der Begriff erraten wurde, wird die nächste Karte gezogen. Dies geschieht so lange, bis die Zeit abgelaufen ist. Die Gruppe, die am Ende die meisten Karten hat, hat gewonnen. Sollte es sich für die Gruppe als zu schwierig erweisen, die Begriffe »blind« zu zeichnen, können die Begriffe auch mit offenen Augen gezeichnet werden. Die ausgewählten Begriffe eigenen sich für Jugendliche mit durchschnittlicher kognitiver Leistungsfähigkeit. Sollten sie sich als zu schwierig herausstellen, kann der Anleiter andere (einfachere) Begriffe auf die Karten schreiben. Aus diesem Grund sind im Materialteil auch unbeschriftete Karten enthalten. (Arbeitsblatt 10, ▶ Kap. 14)

■ **Theorieteil**

Ziel dieses Kapitels ist es, neben den unterschiedlichen Arten des Geschlechtsverkehrs zu vermitteln, dass Geschlechtsverkehr mit Toleranz, Respekt und Selbstachtung vergesellschaftet sein sollte. Die Jugendlichen sollen lernen, ihre Grenzen und Wünsche angemessen zu formulieren, um selbstverantwortliche (sexuelle) Beziehungen eingehen zu können. Auf Arbeitsblatt 10 werden Beispiele für Rollenspiele dargestellt, um Reaktionen in schwierigen Situationen üben zu können. Die Jugendlichen sollen üben, ihre Meinung zu vertreten und »Nein« zu sagen. (Arbeitsblatt 11, ▶ Kap. 14)

■ **Lernziele**
━ Unterschiedliche Arten des Geschlechtsverkehrs
━ Grenzen, Wünsche formulieren
━ »Nein« sagen

13.7   Sitzung 7: Verhütung

■ **Dauer**
60 Minuten

■ **Einstieg**

Eingeleitet werden kann das Thema »Verhütung« mit dem Zeigen einiger Filmsequenzen. Dafür eignen sich viele verschiedene Filme/ Filmausschnitte, die nach Belieben frei gewählt werden können – je nach Alter, Entwicklungsstand und kognitiver Leistungsfähigkeit der Jugendlichen. Wichtig ist es, sich nach dem Zeigen der Sequenz kritisch damit auseinanderzusetzen. Folgende Filme könnten sich als Einstieg eignen: Mädchen Mädchen (»Erstes Mal«, Masturbation), Juno (Teenagerschwangerschaft).

▪ Theorieteil

Jedes Verhütungsmittel ist anders und wird in unterschiedlichen Lebenslagen und von unterschiedlichen Menschen genutzt. Über die verschiedenen Eigenschaften informiert das ▶ Kap. 8. Zur Festigung des Wissens ist Arbeitsblatt 12 gedacht, auf welchem die Jugendlichen die Verhütungsmittel ihren unterschiedlichen Eigenschaften nach zuordnen sollen (Arbeitsblatt 12, ▶ Kap. 14)

Es gibt kein Verhütungsmittel, das zu 100 % Sicherheit bietet. Jedes Kontrazeptivum hat unterschiedliche Vor- und Nachteile. Die Jugendlichen sollen lernen, die Vor- und Nachteile zu erkennen, um sich bei Bedarf für das geeignete Verhütungsmittel entscheiden zu können. (Arbeitsblatt 13, ▶ Kap. 14)

▪▪ Übung 1

Für viele Mädchen/junge Frauen stellt der Kauf von Kondomen eine Hürde dar. Um die Wahrscheinlichkeit zu verringern, dass Jugendliche aus Scham vor dem Kondomkauf auf die Verwendung von Kondomen verzichten, sollte dies geübt werden. Die Mädchen sollen in dieser Übung nach Absprache mit dem Anleiter Kondome in Supermarkt/Drogerie/Apotheke/Tankstelle kaufen. Der Kassenzettel sollte gemeinsam mit dem gekauften Kondom vorgezeigt werden, um die illegale Beschaffung des Kondoms zu vermeiden. Ängste oder Sorgen sollten vor dieser Übung mit den Mädchen vorbesprochen werden.

▪▪ Übung 2

Viele Jugendliche verhüten mit Kondomen. Die richtige Handhabung sollte geübt werden, um eine maximale Sicherheit der Verhütung sicherzustellen. In dieser Übung sollen die Mädchen üben, wie sie ein Kondom über ein Holzmodell eines Penis ziehen. In einer Gruppentherapiestunde sollte dabei für jede Teilnehmerin ein eigenes Modell verfügbar sein. Dies kann den Druck auch bei schamhaften Mädchen nehmen, da jede beschäftigt ist und nicht alle Jugendlichen eine Jugendliche beobachten. Alle Jugendlichen sollen lernen, Kondome sicher zu verwenden, unabhängig davon, ob sie männlich oder weiblich sind. Gerade vor dem ersten Geschlechtsverkehr sind viele Jugendliche sehr aufgeregt und/oder ängstlich und nicht in der Lage, »klar« zu denken. Aus diesem Grund ist es besonders wichtig, dass die Jugendlichen die richtige Handhabung mit Kondomen so lange üben, bis sie dieser sehr sicher sind. An der Empfängnisverhütung sind stets beide Sexualpartner beteiligt, weshalb sowohl Männer als auch Frauen in der Handhabung mit Kondomen geschult sein sollen. Viele Kondomhersteller bieten kostenlos Schulungspakete inklusive

Holzmodell und Kondomen für Schulklassen an. Ansonsten können dort für einen geringen Preis geeignete Materialien für diese Übung bestellt werden.

- **Lernziele**
- Wirkweise Verhütungsmittel (inkl. Nebenwirkungen/Wechselwirkungen/Kontraindikationen)
- Sicherheit Verhütungsmittel
- Beschaffung Verhütungsmittel
- Anwendung Kondome

13.8   Sitzung 8: Schwangerschaft und Geburt

- **Dauer**
45 Minuten

- **Einstieg**
Erklärung, dass beim Geschlechtsverkehr die Möglichkeit besteht, schwanger zu werden. Im Falle einer Schwangerschaft sollte die Frau wissen, was auf sie zukommt und welche Optionen sie nach der Geburt hat.

- **Spiel**
»Stadt-Land-Fluss©« mit Babythemen. Jede Jugendliche bekommt ein Blatt Papier und einen Stift. Es wird »Stadt-Land-Fluss©« gespielt, nur mit anderen Rubriken: Babyname, Babykleidungsstück, Babynahrung, Kinderlied. Wer nach 15 Minuten Spiel die meisten Punkte hat, ist Sieger.

- **Theorieteil**
Die Schwangerschaft geht mit vielen Veränderungen des weiblichen Körpers einher. Über die genauen Veränderungen informiert ▶ Kap. 9. Die Mädchen sollen eine Vorstellung davon bekommen, welche Körperteile und Organe sich in der Schwangerschaft wie verändern. Die grafische Darstellung auf Arbeitsblatt 14 gibt eine Hilfestellung. (Arbeitsblatt 14, ▶ Kap. 14)

In der Schwangerschaft gibt es vieles, was gemieden werden soll, und einige Verhaltensweisen, die eine gesunde, komplikationslose Schwangerschaft unterstützen. Zur Festigung des erlernten Wissens sind in Arbeitsblatt 15 einige Risikofaktoren und protektive Verhaltensweisen aufgeführt, die näher erläutert werden sollen. (Arbeitsblatt 15, ▶ Kap. 14)

Es gibt viele Infektionen, die das ungeborene Kind gefährden können. Eine ausführliche Übersicht bietet ▶ Kap. 9. Um die Jugendlichen für die Gefahren prä- und perinataler Infektionen (Ansteckung vor oder während der Geburt) zu sensibilisieren, sind in Arbeitsblatt 16 verschiedene Infektionen aufgelistet, deren Folgen von den Mädchen beschrieben werden sollen. (Arbeitsblatt 16, ▶ Kap. 14)

- Lernziele
= Veränderungen des weiblichen Körpers in der Schwangerschaft
= Entwicklungen des Babys im Mutterleib
= Psychische Belastung durch Schwangerschaft/Geburt/Mutter-schaft
= Hilfsangebote für junge Mütter
= Infektionen in der Schwangerschaft
= Noxen/Schadstoffe in der Schwangerschaft

13.9   Sitzung 9: Schwangerschaftsabbruch

- Dauer
30 Minuten

- Einstieg
Aufgrund der Ernsthaftigkeit des Themas sollte darauf verzichtet werden, die Sitzung mit einem lustigen Spiel oder einer Filmszene einzuleiten. Stattdessen kann direkt mit dem Theorieteil begonnen werden.

- Theorieteil
Es ist wichtig, den Jugendlichen zu vermitteln, dass es die Möglichkeit des legalen Schwangerschaftsabbruchs gibt, ohne die Thematik zu verharmlosen oder als »Verhütungsmethode« darzustellen. Die Mädchen sollen die Möglichkeit haben, sich aufgrund ihres Wissens um Hilfsangebote angemessen beraten zu lassen und entscheiden zu können. (Arbeitsblatt 17, ▶ Kap. 14)

- Lernziele
= Rechtliche Grundlagen
= Methoden des Schwangerschaftsabbruchs
= Hilfsangebote/Beratungsmöglichkeiten

13.10   Sitzung 10: Sexuell übertragbare Krankheiten

- Dauer
60 Minuten

- Einstieg
Erklärung, dass es eine Vielzahl von Krankheiten gibt, die beim Geschlechtsverkehr übertragen werden können. Wichtig ist, darüber informiert zu sein, wie die Ansteckung verhindert werden kann.

■ **Spiel**

Benötigt wird eine Dose fetthaltiger Hautcreme. Eine freiwillige Jugendliche cremt sich damit beide Handflächen 0,5 cm dick ein. In den folgenden 3 Minuten soll sie sich ganz »normal« verhalten und ungeachtet ihrer eingecremten Hände ihre Mitmenschen und Gegenstände berühren (z. B. die Türklinke, ein Handy, ein Fenstergriff, Stifte, jemandem die Hand geben oder am Arm anfassen, eine Flasche Sprudel, die Fernbedienung, Tisch, Stühle etc.). Die Jugendlichen, die nach der Berührung mit der eingecremten Person nun selbst Creme an den Händen haben, sollen sich ebenfalls frei bewegen und Menschen/Dinge anfassen.

Dieses Experiment soll verdeutlichen, wie schnell sich Schmierinfektionen in ganz alltäglichen Situationen verbreiten können. Die Jugendlichen sollten vor Spielbeginn darauf hingewiesen werden, keine Gegenstände anzufassen, die nicht gereinigt werden können. Auch sollten die Mädchen nach Ende des Experiments gemeinsam mit dem Anleiter die Gegenstände schnell säubern. Dieses Spiel eignet sich eher nicht für Patientinnen mit Waschzwängen und/oder Kontaminationsängsten.

■ **Theorieteil**

Für jeden Menschen ist es wichtig, die körperlichen Symptome einer Erkrankung zu erkennen, um eine Therapie frühzeitig einleiten zu können. Aus diesem Grund sind in Arbeitsblatt 18 einige Symptome aufgelistet, die den Krankheiten zugeordnet werden sollen. (Arbeitsblatt 18, ▶ Kap. 14)

■ **Lernziel**
- Sexuell übertragbare Erkrankungen
- Infektionswege
- Symptome
- Möglichkeiten der Infektionsvermeidung
- Therapie (Aufsuchen eines Arztes)

13.11   Sitzung 11: Notfallsituationen und Kontaktadressen

■ **Dauer**
30 Minuten

■ **Einstieg**

Da es sich bei diesem Thema zwar um ein sehr wichtiges, aber kaum schambesetztes Thema handelt, wird auf das Spielen eines Spieles (zum Lockern der Atmosphäre) verzichtet. Stattdessen kann direkt mit dem Theorieteil begonnen werden.

- Theorieteil

Notfalladressen sind je nach Person und Wohnort häufig individuell. In Arbeitsblatt 19 sollen die wichtigsten Adressen und Telefonnummern der Beratungs-/Anlaufstellen zusammengestellt werden, die der Jugendlichen im Notfall nützlich sein können. Außerdem sollten die Jugendlichen auch Apotheken (Notdienst), Drogerien, etc. notieren, um diese Möglichkeiten stets in Erwägung ziehen zu können. Ferner sollte gemeinsam mit den Mädchen nach einem Gynäkologen in ihrer Nähe geschaut werden, bei dem sie sich in Behandlung begeben können. (Arbeitsblatt 19, ► Kap. 14)

- Lernziel
- Erstellung Notfallplan (und Ansprechpartner) für unterschiedliche Situationen

Materialien

Dr. med. Tabea Siekmann

T. Siekmann, *Sexualerziehung und gesundheitliche Aufklärung für Mädchen und junge Frauen*,
DOI 10.1007/978-3-662-48601-6_14, © Springer-Verlag Berlin Heidelberg 2016

In diesem Kapitel finden Sie die Materialien und Arbeitsblätter für die Sitzungen in ▶ Kap. 13.

- Vertrag (▣ Abb. 14.1)
- Arbeitsblatt 1 (Sitzung 1: Veränderung des weiblichen Körpers in der Pubertät) (▣ Abb. 14.2)
- Arbeitsblatt 2 (Sitzung 1: Veränderung des weiblichen Körpers in der Pubertät) (▣ Abb. 14.3)
- Arbeitsblatt 3 (Sitzung 2: Hygiene) (▣ Abb. 14.4)
- Arbeitsblatt 4 (Sitzung 2: Hygiene) (▣ Abb. 14.5)
- Arbeitsblatt 5 (Sitzung 3: Die weibliche Anatomie und der weibliche Zyklus) (▣ Abb. 14.6)
- Arbeitsblatt 6 (Sitzung 3: Die weibliche Anatomie und der weibliche Zyklus) (▣ Abb. 14.7)
- Arbeitsblatt 7 (Sitzung 4: Sexuelle Identität und Toleranz) (▣ Abb. 14.8)
- Arbeitsblatt 8 (Sitzung 4: Sexuelle Identität und Toleranz) (▣ Abb. 14.9)
- Arbeitsblatt 9 (Sitzung 5: Gefühle und Beziehung) (▣ Abb. 14.10)
- Arbeitsblatt 10 (Sitzung 6: Geschlechtsverkehr) (▣ Abb. 14.11)
- Arbeitsblatt 11 (Sitzung 6: Geschlechtsverkehr) (▣ Abb. 14.12)
- Arbeitsblatt 12 (Sitzung 7: Verhütung) (▣ Abb. 14.13)
- Arbeitsblatt 13 (Sitzung 7: Verhütung) (▣ Abb. 14.14)
- Arbeitsblatt 14 (Sitzung 8: Schwangerschaft und Geburt) (▣ Abb. 14.15)
- Arbeitsblatt 15 (Sitzung 8: Schwangerschaft und Geburt) (▣ Abb. 14.16)
- Arbeitsblatt 16 (Sitzung 8: Schwangerschaft und Geburt) (▣ Abb. 14.17)
- Arbeitsblatt 17 (Sitzung 9: Schwangerschaftsabbruch) (▣ Abb. 14.18)
- Arbeitsblatt 18 (Sitzung 10: Sexuell übertragbare Krankheiten) (▣ Abb. 14.19)
- Arbeitsblatt 19 (Sitzung 11: Notfallsituationen und Kontaktadressen) (▣ Abb. 14.20)

Vertrag		Seite 1

VERTRAG

Hiermit stimme ich zu, alle privaten Informationen, die ich erhalten habe, für mich zu behalten. Ich werde nichts weitererzählen und die Geheimnisse der anderen bewahren.

_____   _____

Datum   Unterschrift

■ **Abb. 14.1** Vertrag

Arbeitsmaterialien aus Siekmann, Sexualerziehung und gesundheitliche Aufklärung für Mädchen und junge Frauen

Arbeitsblatt 1	Sitzung 1: Veränderung des weiblichen Körpers in der Pubertät	Seite 1

Arbeitsblatt 1

Wie alt warst du, als du über Pubertät und Geschlechtsverkehr aufgeklärt wurdest?

_____

_____

Wer hat dich aufgeklärt?

_____

_____

Welche Themen (körperliche Veränderungen, Liebe, Geschlechtsverkehr, Masturbation o. ä.) wurden mit dir besprochen?

_____

_____

Hast du dich selbst informiert? Wie? (Internet, Freunde, Zeitschriften o. ä.?)

_____

_____

Hast du das Gefühl, gut informiert zu sein und alles zu wissen?

_____

_____

Worüber möchtest du gerne noch mehr erfahren? (Schwangerschaftsverhütung, Sexualpraktiken, Krankheiten o. ä.?)

_____

_____

◻ **Abb. 14.2**   Arbeitsblatt 1

Arbeitsblatt 2	Sitzung 1: Veränderung des weiblichen Körpers in der Pubertät	Seite 1

Arbeitsblatt 2

Vergleiche das Mädchen mit der Frau. Welche Körperteile haben sich in der Pubertät verändert? Umkreise die
Körperteile, die sich entwickelt haben, und schreibe dazu, was genau sich verändert hat.

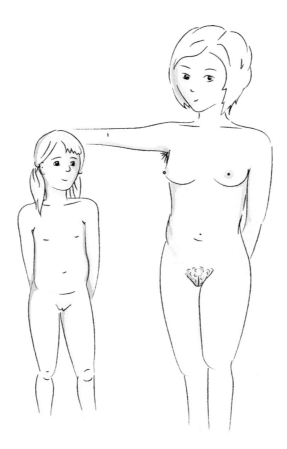

☐ **Abb. 14.3** Arbeitsblatt 2

| Arbeitsblatt 3 | Sitzung 1: Hygiene | Seite 1 |

Arbeitsblatt 3

Warum soll sich jeder Mensch regelmäßig duschen und waschen?

_____

_____

Bitte sortiere die Körperteile in der Reihenfolge, in der sie mit dem Waschlappen gewaschen werden sollten.

Gesicht   After   Füße

                    Vagina   Achselhöhlen

1. _____

2. _____

3. _____

4. _____

5. _____

Warum sollte diese Reihenfolge eingehalten werden?

_____

_____

Was kann passieren, wenn ich Binden oder Tampons nicht regelmäßig wechsle?

_____

_____

_____

_____

Warum sollte ich mir nach dem Toilettengang die Hände waschen?

_____

_____

◨ **Abb. 14.4**   Arbeitsblatt 3

Arbeitsmaterialien aus Siekmann, Sexualerziehung und gesundheitliche Aufklärung für Mädchen und junge Frauen

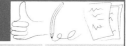

| Arbeitsblatt 4 | Sitzung 2: Hygiene | | | | | Seite 1 |

Arbeitsblatt 4

	Montag	Dienstag	Mittwoch	Donnerstag	Freitag	Samstag	Sonntag
Ich habe mich heute geduscht							
Ich habe mich heute gewaschen							
Ich habe mir heute die Haare gewaschen							
Ich habe mir morgens die Zähne geputzt							
Ich habe mir abends die Zähne geputzt							
Ich habe meine Ohren gesäubert							
Ich habe Deo benutzt							
Ich habe frische Socken und frische Unterwäsche angezogen							
Ich habe meine Kleidung gewechselt							

Anmerkungen:

_____

_____

_____

_____

© 2015, Springer-Verlag Berlin, Heidelberg. Aus: Siekmann, T.: Sexualerziehung und gesundheitliche Aufklärung für Mädchen und junge Frauen

▫ **Abb. 14.5** Arbeitsblatt 4

Arbeitsmaterialien aus Siekmann, Sexualerziehung und gesundheitliche Aufklärung für Mädchen und junge Frauen

| Arbeitsblatt 5 | Sitzung 3: Die weibliche Anatomie und der weibliche Zyklus | Seite 1 |

Arbeitsblatt 5

Bitte beschrifte die folgende Abbildung:

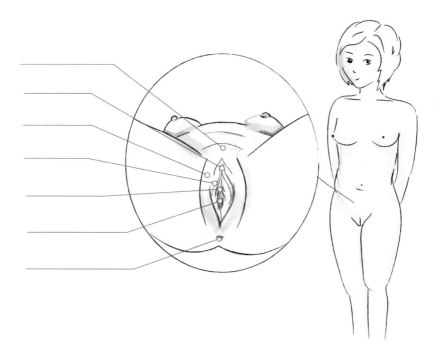

◻ **Abb. 14.6**   Arbeitsblatt 5

| Arbeitsblatt 5 | Sitzung 3: Die weibliche Anatomie und der weibliche Zyklus | Seite 2 |

Bitte beschrifte die folgende Abbildung:

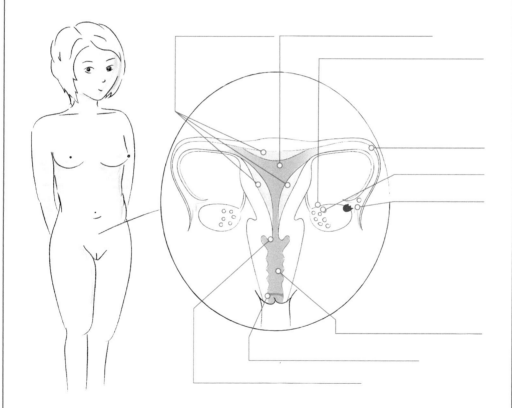

◻ **Abb. 14.6** Fortsetzung

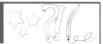

Arbeitsmaterialien aus Siekmann, Sexualerziehung und gesundheitliche Aufklärung für Mädchen und junge Frauen

Arbeitsblatt 6	Sitzung 3: Die weibliche Anatomie und der weibliche Zyklus	Seite 1

Arbeitsblatt 6

Ordne die körperlichen und psychischen Veränderungen den unterschiedlichen Phasen des Zyklus zu!

Durchfall, traurige/niedergeschlagene Stimmung, Bauchschmerzen, Übelkeit, Brustschmerzen, stärkere Lust (Libido), gute/ausgelassene Stimmung, Vorbereitung des Eis auf den Eisprung, Östrogene, Gelbkörperhormone, leicht höheres Körpergewicht

Vor dem Eisprung (Follikelphase)	Nach dem Eisprung (Lutealphase)

◘ **Abb. 14.7**   Arbeitsblatt 6

| Arbeitsblatt 6 | Sitzung 3: Die weibliche Anatomie und der weibliche Zyklus | Seite 2 |

Hier kannst du weitere Veränderungen (körperlich/psychisch) eintragen, die du bei dir selbst festgestellt hast:

Vor dem Eisprung (Follikelphase)	Nach dem Eisprung (Lutealphase)

Wie lange dauert der weibliche Zyklus?

_____

Was ist die Menstruation?

_____

Wie lange dauert sie, und wieviel Blut verliert die Frau während der Menstruation?

_____

◼ **Abb. 14.7** Fortsetzung

Arbeitsmaterialien aus Siekmann, Sexualerziehung und gesundheitliche Aufklärung für Mädchen und junge Frauen

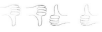

Arbeitsblatt 7	Sitzung 4: Sexuelle Identität und Toleranz	Seite 1

Arbeitsblatt 7

Bist du schon einmal diskriminiert worden?

_____

Wie?

_____

_____

Was hast du gedacht?

_____

_____

Was hast du gefühlt?

_____

_____

Wie hast du dich verhalten?

_____

_____

Hast du schon einmal jemanden diskriminiert?

_____

_____

Aus welchem Grund?

_____

_____

Was hättest du anders machen können?

_____

_____

▣ **Abb. 14.8**   Arbeitsblatt 7

Arbeitsblatt 8	Sitzung 4: Sexuelle Identität und Toleranz	Seite 1

Arbeitsblatt 8

Die folgenden Karten können ausgeschnitten und auf Karton geklebt werden. Es sollen zusammenpassende Kartenpaare gefunden werden.

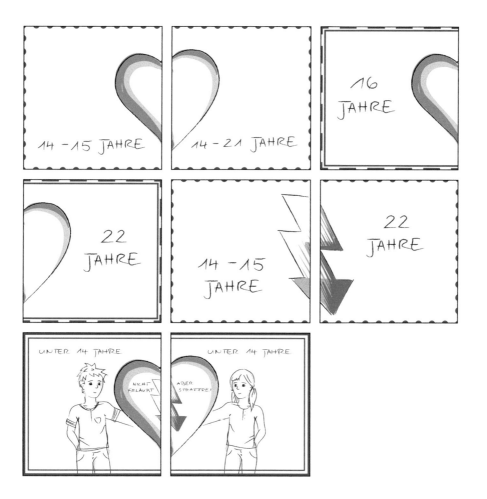

☐ **Abb. 14.9** Arbeitsblatt 8

Arbeitsmaterialien aus Siekmann, Sexualerziehung und gesundheitliche Aufklärung für Mädchen und junge Frauen

| Arbeitsblatt 8 | Sitzung 4: Sexuelle Identität und Toleranz | Seite 2 |

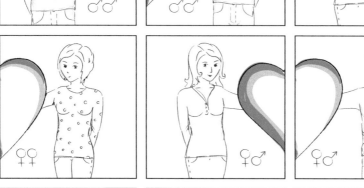
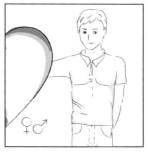
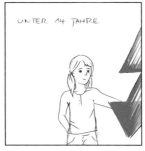
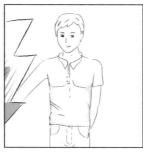
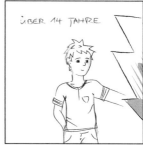
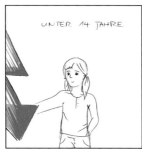
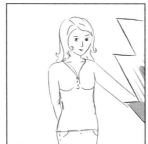
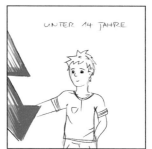

◘ **Abb. 14.9** Fortsetzung

Arbeitsmaterialien aus Siekmann, Sexualerziehung und gesundheitliche Aufklärung für Mädchen und junge Frauen		
Arbeitsblatt 9	**Sitzung 5: Gefühle und Beziehung**	**Seite 1**

Arbeitsblatt 9

Welche Begriffe kennst du für lieben, verliebt sein etc.?

_____

_____

_____

Welche Gedanken hat man, wenn man verliebt ist?

_____

_____

_____

Was merkt man körperlich, wenn man verliebt ist?

_____

_____

_____

Wie merkt man, dass das Gegenüber verliebt ist?

_____

_____

_____

Woran merkst du, dass dein Partner/deine Partnerin es ernst mit dir meint?

_____

_____

_____

◻ **Abb. 14.10** Arbeitsblatt 9

Arbeitsblatt 10

Die folgenden Karten können ausgeschnitten und auf Karton geklebt werden. Die Spielregeln sind in der
Anleitung (Kap. 13) erklärt.

Zeichne den folgenden Begriff mit geschlossenen Augen: KUSS	Zeichne den folgenden Begriff mit geschlossenen Augen: LIEBE	Zeichne den folgenden Begriff mit geschlossenen Augen: SEX	Zeichne den folgenden Begriff mit geschlossenen Augen: PILLE
Zeichne den folgenden Begriff mit geschlossenen Augen: BABY	Zeichne den folgenden Begriff mit geschlossenen Augen: GEBURT	Zeichne den folgenden Begriff mit geschlossenen Augen: MASTURBATION	Zeichne den folgenden Begriff mit geschlossenen Augen: DAS ERSTE MAL
Knete den folgenden Begriff: SCHWANGERSCHAFT	Knete den folgenden Begriff: KONDOM	Knete den folgenden Begriff: GEBÄRMUTTER	Knete den folgenden Begriff: VERHÜTUNGSMITTEL
Knete den folgenden Begriff: PETTING	Knete den folgenden Begriff: VERLIEBEN	Knete den folgenden Begriff: ZUNGENKUSS	Knete den folgenden Begriff: FRÜHGEBURT
Zeichne den folgenden Begriff mit geschlossenen Augen: SPIRALE	Zeichne den folgenden Begriff mit geschlossenen Augen: HOMOSEXUALITÄT	Zeichne den folgenden Begriff mit geschlossenen Augen: EIERSTÖCKE	Zeichne den folgenden Begriff mit geschlossenen Augen: MENSTRUATION
Knete den folgenden Begriff: BRÜSTE	Knete den folgenden Begriff: LIEBESKUMMER	Knete den folgenden Begriff: EIZELLE	Knete den folgenden Begriff: SPERMIUM

Abb. 14.11 Arbeitsblatt 10

Arbeitsblatt 11	Sitzung 6: Geschlechtsverkehr	Seite 1

Arbeitsblatt 11

Rollenspiel:

Jeweils 2 Jugendliche üben miteinander. Das eine Mädchen liest nacheinander die Säze vor und konfrontiert ihr Gegenüber mit den Aussagen. Das andere Mädchen soll üben, darauf selbstbewusst zu antworten/zu reagieren. Die folgenden Sätze sind als Beispiele zu verstehen. Selbstverständlich können sich die Jugendlichen/die Anleiter noch weitere Beispiele ausdenken.

- «Schlaf mit mir.»
- «Küss mich.»
- «Wenn du nicht mit mir schläfst, erzähle ich allen, wie langweilig du bist!»
- «Wir schlafen ohne Kondom miteinander!»
- «Wenn du nicht mit mir ins Bett gehst, dann liebst du mich gar nicht.»
- «Hast du noch nie Sex gehabt? Du bist die einzige Jungfrau, die ich kenne!»
- «Ich will, dass du mir Nacktbilder von dir schickst.»
- «Ich will, dass du am Gruppensex teilnimmst!»
- «Ich will Analverkehr mit dir haben.»
- «Wenn du keinen Oralverkehr mit mir hast, dann erzähle ich allen, dass du feige bist.»
- «Ich will, dass du vor meinen Augen masturbierst.»
- «Ich will dich anfassen.»
- «Ich will, dass wir uns beim Geschlechtsverkehr filmen.»
- «Wenn du nicht mit mir schläfst, stelle ich deine Nacktfotos online!»
- «Ich will, dass uns andere beim Sex zuschauen.»

Wahlweise kann man die Jugendlichen auch dazu auffordern, die Sätze in ihren eigenen Worten zu formulieren.

☐ **Abb. 14.12** Arbeitsblatt 11

Arbeitsblatt 12	Sitzung 7: Verhütung	Seite 1

Arbeitsblatt 12

Im Folgenden sind Verhütungsmittel dargestellt. Diese Karten können ausgeschnitten und auf Karton geklebt werden. Die Karten sollen von den Jugendlichen nach folgenden Kriterien der Reihe nach sortiert werden:

– Welche Verhütungsmittel verhindern die Schwangerschaft?

– Welche Verhütungsmittel verhindern Krankheiten?

– Welche Verhütungsmittel werden vom Mann genutzt?

– Welche Verhütungsmittel werden von der Frau genutzt?

– Welche Verhütungsmittel zahlt die Krankenkasse?

– Welche Verhütungsmittel sind verschreibungspflichtig?

– Bei welchen Verhütungsmitteln gibt es Nebenwirkungen?

– Ist das Verhütungsmittel sicher?

– Ist das Verhütungsmittel unsicher?

– Greift das Verhütungsmittel in den Hormonhaushalt der Frau ein?

– Sollte das Verhütungsmittel kombiniert werden? Womit?

– …

Selbstverständlich können sich die Jugendlichen/der Anleiter noch weitere Beispiele ausdenken. Während die Jugendlichen die Karten zuordnen ist es sinnvoll, wenn der Anleiter weiterführende Fragen stellt, um das Wissen der Jugendlichen zu festigen.

Abb. 14.13 Arbeitsblatt 12

Arbeitsblatt 12	Sitzung 7: Verhütung	Seite 2

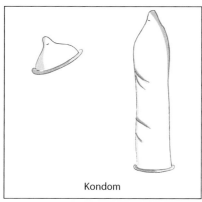

Kondom

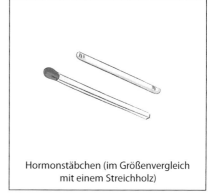

Hormonstäbchen (im Größenvergleich mit einem Streichholz)

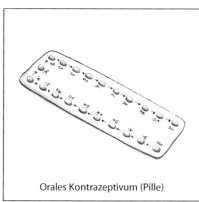

Orales Kontrazeptivum (Pille)

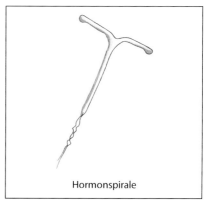

Hormonspirale

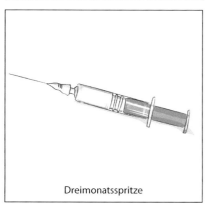

Dreimonatsspritze

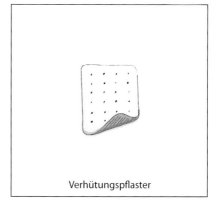

Verhütungspflaster

◻ **Abb. 14.13** Fortsetzung

Arbeitsmaterialien aus Siekmann, Sexualerziehung und gesundheitliche Aufklärung für Kinder und Jugendliche

Arbeitsblatt12	Sitzung 7: Verhütung	Seite 3

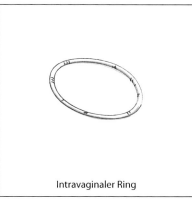

Intravaginaler Ring

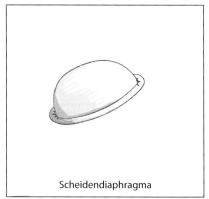

Scheidendiaphragma

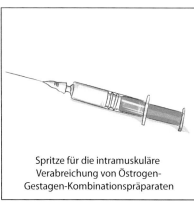

Spritze für die intramuskuläre
Verabreichung von Östrogen-
Gestagen-Kombinationspräparaten

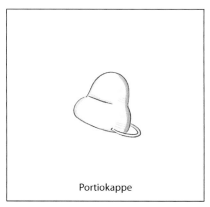

Portiokappe

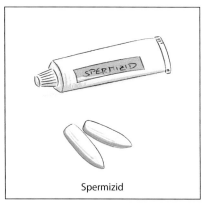

Spermizid

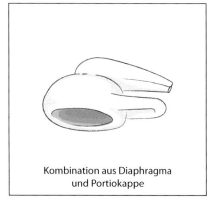

Kombination aus Diaphragma
und Portiokappe

◘ **Abb. 14.13**   Fortsetzung

Arbeitsmaterialien aus Siekmann, Sexualerziehung und gesundheitliche Aufklärung für Kinder und Jugendliche

Arbeitsblatt12	Sitzung 7: Verhütung	Seite 4

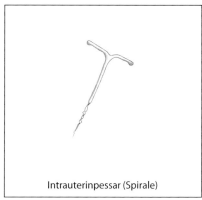

Intrauterinpessar (Spirale)

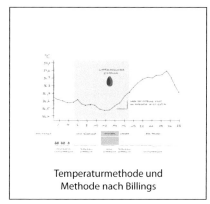

Temperaturmethode und
Methode nach Billings

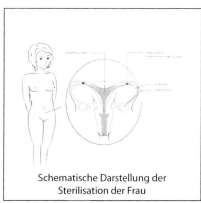

Schematische Darstellung der
Sterilisation der Frau

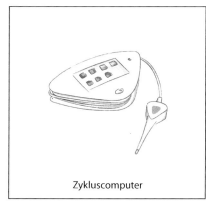

Zykluscomputer

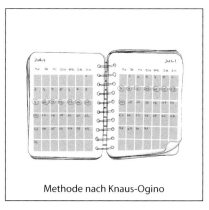

Methode nach Knaus-Ogino

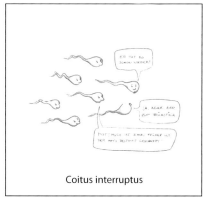

Coitus interruptus

◻ **Abb. 14.13** Fortsetzung

Arbeitsmaterialien aus Siekmann, Sexualerziehung und gesundheitliche Aufklärung für Kinder und Jugendliche

Arbeitsblatt12	Sitzung 7: Verhütung	Seite 5

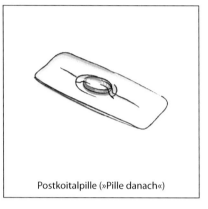

Postkoitalpille (»Pille danach«)

◘ **Abb. 14.13**   Fortsetzung

| Arbeitsblatt 13 | Sitzung 7: Verhütung | Seite 1 |

Arbeitsblatt 13

Bitte liste die Vor- und Nachteile der unterschiedlichen Verhütungsmethoden auf.

Kondome

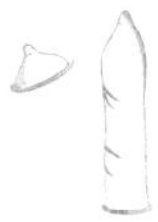

| Vorteile | Nachteile |

Pille

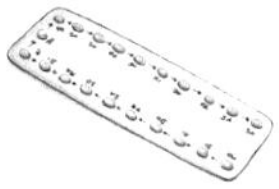

| Vorteile | Nachteile |

Depotgestagene (Stäbchen, Hormonspirale, Dreimonatsspritze)

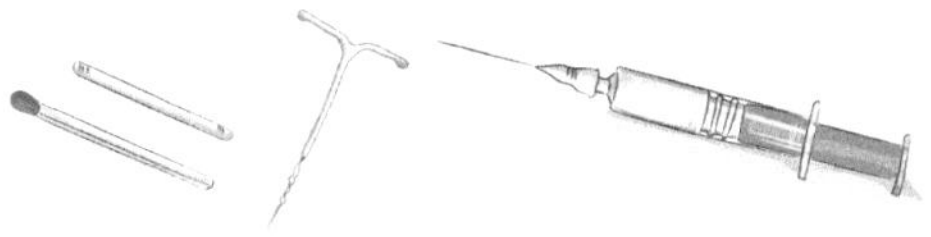

| Vorteile | Nachteile |

Abb. 14.14 Arbeitsblatt 13

Arbeitsmaterialien aus Siekmann, Sexualerziehung und gesundheitliche Aufklärung für Mädchen und junge Frauen

Arbeitsblatt 13	Sitzung 7: Verhütung	Seite 2

Östrogen-Gestagen-Kombinationspräparate (Pflaster, Vaginalring, Spritze)

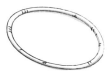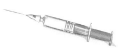

Vorteile	Nachteile

Mechanische und chemische Verhütung (Diaphragma, Portiokappe, Spermizide)

Vorteile	Nachteile

◘ Abb. 14.14   Fortsetzung

Arbeitsmaterialien aus Siekmann, Sexualerziehung und gesundheitliche Aufklärung für Mädchen und junge Frauen

Arbeitsblatt 13	Sitzung 7: Verhütung	Seite 3

Natürliche Verhütungsmethoden

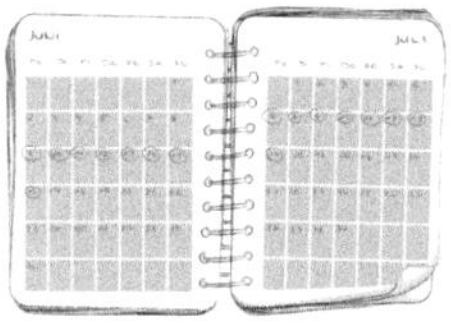

Vorteile	Nachteile

Postkoitale Kontrazeption (Pille danach, Spirale)

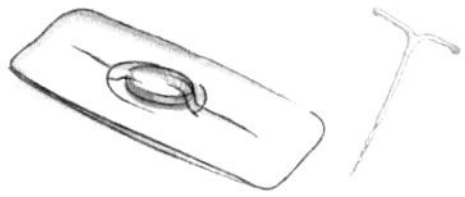

Vorteile	Nachteile

Sterilisation

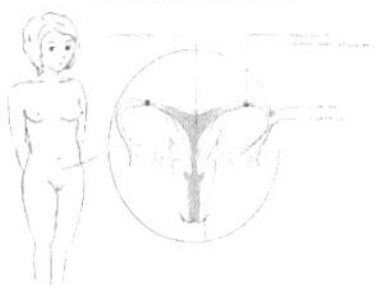

Vorteile	Nachteile

◘ **Abb. 14.14** Fortsetzung

Arbeitsblatt 14	Sitzung 8: Schwangerschaft und Geburt	Seite 1

Arbeitsblatt 14

Bitte zeichne Pfeile auf die Organe, die sich in der Schwangerschaft verändern. Schreibe in wenigen Worten daneben, wie diese Veränderungen aussehen.

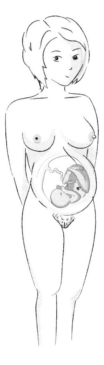

◻ **Abb. 14.15**   Arbeitsblatt 14

Arbeitsblatt 15	Sitzung 8: Schwangerschaft und Geburt	Seite 1

Arbeitsblatt 15

Manche Verhaltensweisen sind in der Schwangerschaft gesund und hilfreich, manche sind schädlich.
Bitte sortiere folgende „Verhaltensweisen":

- Rauchen
- Folsäurepräparate vor der Schwangerschaft und in der Frühschwangerschaft einnehmen
- Alkohol trinken
- Reiten
- Fallschirm springen
- Gute Körperpflege betreiben
- Sich ausgewogen ernähren
- Rohes Fleisch essen
- Rohmilchkäse essen
- Spazieren gehen
- Drogen nehmen
- Regelmäßig Frauenarzttermine wahrnehmen

Schädliche Verhaltensweisen	Gesunde Verhaltensweisen

■ **Abb. 14.16** Arbeitsblatt 15

Arbeitsblatt 16

Bitte beschreibe in wenigen Stichworten, wodurch sich ein Baby infizieren kann, welche Folgen die Infektion hat und wie die Schwangere eine Infektion vermeiden kann!

Toxoplasmose:

Wie infiziert sich das Baby? _____

Welche Symptome hat das Baby? _____

Wie kann man die Infektion vermeiden? _____

Röteln:

Wie infiziert sich das Baby? _____

Welche Symptome hat das Baby? _____

Wie kann man die Infektion vermeiden? _____

Listeriose:

Wie infiziert sich das Baby? _____

Welche Symptome hat das Baby? _____

Wie kann man die Infektion vermeiden? _____

HIV/AIDS:

Wie infiziert sich das Baby? _____

Welche Symptome hat das Baby? _____

Wie kann man die Infektion vermeiden? _____

☐ **Abb. 14.17**   Arbeitsblatt 16

Arbeitsblatt 17	Sitzung 9: Schwangerschaftsabbruch	Seite 1

Arbeitsblatt 17

Bitte beantworte die folgenden Fragen. Besprich dieses Thema erneut mit deinem Anleiter, sollten dir Dinge unklar sein.

Darf man in Deutschland eine Schwangerschaft legal beenden lassen?

_____

Bis zu welchem Schwangerschaftsmonat?

_____

Aus welchen Gründen?

_____

_____

Von wem muss die Schwangere sich beraten lassen?

_____

Wer führt den Schwangerschaftsabbruch durch?

_____

Mit wem sollte die Schwangere zuerst sprechen, wenn sie die Schwangerschaft beenden möchte?

_____

Ab welchem Alter darf sich die Schwangere selbst zu einem Schwangerschaftsabbruch entscheiden?
Wann müssen die Eltern einverstanden sein?

_____

_____

☐ **Abb. 14.18** Arbeitsblatt 17

Arbeitsblatt 18   Sitzung 10: Sexuell übertragbare Krankheiten   Seite 1

Arbeitsblatt 18

Bitte notiere, um welche Krankheit es sich bei folgenden Symptomen handeln könnte:

Weißer Ausfluss:

_____

Warzen im Genitalbereich:

_____

Gelb-grüner Ausfluss:

_____

Brennen, Jucken im Genitalbereich:

_____

Schmerzen im Unterbauch:

_____

Welche Infektionen können zu Sterilität führen?

_____

Fieber:

_____

Vor welchen Krankheiten kannst du dich durch Impfungen schützen?

_____

An wen kannst du dich wenden, wenn du diese/andere Symptome an dir feststellst?

_____

Wie kannst du eine Ansteckung mit Geschlechtskrankheiten vermeiden?

_____

☐ **Abb. 14.19**   Arbeitsblatt 18

Arbeitsmaterialien aus Siekmann, Sexualerziehung und gesundheitliche Aufklärung für Mädchen und junge Frauen

Arbeitsblatt 19	Sitzung 11: Notfallsituationen und Kontaktadressen	Seite 1

Arbeitsblatt 19

Bitte schreibe die wichtigsten Telefonnummern und Adressen der Menschen/Beratungs/Anlaufstellen auf, die für dich in Notsituationen wichtig sein können.

Wenn ich mich wegen etwas sorge (Eltern, Freunde etc.):

_____

Wenn ich Schmerzen habe, mich unwohl fühle, Veränderungen an meinen Genitalien entdeckt habe:

_____

Wenn ich tagsüber ein Verhütungsmittel brauche:

_____

Wenn ich nachts ein Verhütungsmittel brauche:

_____

Wenn ich die »Pille danach« brauche:

_____

Wenn ich abtreiben möchte:

_____

Wenn ich sexuell belästigt wurde:

_____

Adresse meines Frauenarztes:

_____

◘ **Abb. 14.20** Arbeitsblatt 19

Serviceteil

Stichwortverzeichnis – 146

T. Siekmann, *Sexualerziehung und gesundheitliche Aufklärung für Mädchen und junge Frauen*,
DOI 10.1007/978-3-662-48601-6, © Springer-Verlag Berlin Heidelberg 2016

Stichwortverzeichnis

A

Adnexe 20, 26
AIDS 71, 78, 84, 87, 88
Amenorrhö 25, 74
Analverkehr 41
Anatomie, weibliche 103

B

Bartholin-Drüsen 20, 25
Beta-HCG (ß-HCG) 68
Beziehung 104
Beziehungen, sexuelle 33
Bezugspersonen 2
Billings-Methode 60
Binden 18
Bisexualität 32
Brüste 21

C

Chlamydien 86
Coitus interruptus 60
Coming out 32
Corpus luteum, s. Gelbkörper 28
Cunnilingus 41

D

Depotgestagene 49
Diskriminierung 32
Döderleinbakterien 20, 26
Dopamin 36
Dreimonatsspritze 49

E

Eierstöcke 20
Eileiter 20
Einzelsitzungen 3, 100
Eisprung 23
Eizellen 22
Embryo 70
Empfängnisverhütung 44
Endometrium, s. Uterusschleimhaut 26
Essstörung 10, 25

F

Fellatio 41

Follikel 23
Follikelphase 23, 27
Fötus 70

G

Gebärmutter 20
Gebärmutterhalskrebs 87
Geburt 74, 108
– psychische Auswirkungen 75
Gefühle 36, 104
Gelbkörper 23
Gelbkörperphase, s. Lutealphase 23, 28
Genitalien
– äußere 20, 25
– innere 20, 26
Geschlechtsidentitätsstörung 10
Geschlechtsmerkmale
– primäre 10
– sekundäre 10
Geschlechtsverkehr 40, 105
Gestagenpräparate 48
Gewalt, sexuelle 95
Gonorrhö 85, 88
Gruppensitzungen 3, 100
Gynäkologe 12

H

Hepatitis 84, 88
Herpes simplex 71, 77, 86, 89
Heterosexualität 32
HIV 71, 78, 84, 87
Homosexualität 32
Hormonspirale 50
Hormonstäbchen 50
Hormonumstellung 11
Hygiene 16, 102
Hymen, s. Jungfernhäutchen 26

I

Identität, sexuelle 32, 103
Intrauterinpessar 50, 56
– postkoital 61

J

Jungfernhäutchen 20

K

Kitzler, s. Klitoris 20
Klitoris 20, 25
Knaus-Ogino-Methode 58
Kolostrum 74
Kondom 45, 84
– für die Frau 46
Kontrazeption 44
Kontrazeptiva
– chemische 44
– hormonelle 44
– mechanische 44
– orale 47
– postkoitale 61
Kontrazeptiva, s. Verhütungsmittel 44
Krankheiten, sexuell übertragbare 109

L

Lea Contraceptivum® 55
Lebenspartnerschaft, eingetragene 34
lesbisch 32
LH-Peak 27, 47
Listeriose 72, 78
Lues 85, 89
Lutealphase 23, 27
luteinisierendes Hormon (LH) 23

M

Mammae, s. Brüste 27
Markraum 26
Mastodynie 28
Masturbation 40
Menarche 11, 24, 28
Menopause 28
Menstruation 20, 24
– Hygiene 17
Menstruationsbeschwerden 11
Menstruationszyklus 22, 27
Mikropille 47
Minipille 48
Missbrauch, sexueller 33
Mundhygiene 16
Muttermund 20
Mutterpass 74
Mutterschaft 75
– Supportsysteme 76

N

Necking 40
Nidation 70
Notfalladressen 94, 110
Notfälle 94

O

Onanie 40
Oralverkehr 41
Orientierung, sexuelle 32
Östradiol 23, 28
Östrogen 23, 47, 69
– Wirkung 27
Östrogen-Gestagen-Kombinationspräparate 47
Östrogen-Gestagen-Sequenzpräparate 47
Ovar, s. Eierstock 26
Ovarrinde 26
Ovulation, s. Eisprung 23, 28

P

Papillomaviren 86, 90
Partnerschaft 38
Pearl-Index 44
Penetration, vaginale 40
Pessar, s. Scheidendiaphragma 55
Petting 40
Pille 47
– Kontraindikationen 48
Pille danach 61, 94
Pilzinfektion 87, 90
Plazenta 70
Portio, s. Muttermund 26
Portiokappe 55
Postkoitalpille 61
postmenstruell 24, 28
prämenstruell 24, 28
Präservativ, s. Kondom 45
Progesteron 23
– Wirkung 28
Pubertät 10, 101

R

Resilienz 12
Ringelröteln 72, 78
Röteln 71, 77

S

Schamberg 20, 25
Schamlippen 20, 25
Scheide 20
Scheidendiaphragma 55
Scheidenvorhof 20
Schwangerschaft 68, 108
– Infektionen 71, 76
– psychische Auswirkungen 75
– Schadstoffe 72
– Vorsorgeuntersuchungen 73
Schwangerschaftsabbruch 80, 95, 109
– Methoden 81
– rechtliche Grundlagen 80
Schwangerschaftstest 68
Schwangerschaftszeichen 68
Schweigepflicht 4
schwul 32
Selbstkritik 36
Sexualhormone 10
Sexualpraktiken 41
Spermizid 54
Spirale, s. Intrauterinpessar 56
Spritze, intramuskuläre 53
Sterilisation 58
Stillen 74
Strafbarkeit 33
Sympathikus 36
Syphilis 71, 77, 85

T

Tampons 17
Temperaturmethode 60
toxisches Schock-Syndrom 17
Toxoplasmose 71, 77
Trichomonaden 86, 90
Trimenon 68
Tripper, s. Gonorrhö 85
Tube, s. Eileiter 26
Tubenligatur 58
Überschätzung 36

U

Untersuchung, gynäkologische 12
Uterus, s. Gebärmutter 26
Uterusschleimhaut 26

V

Vagina, s. Scheide 26
Vaginalring 53
Varizellen, s. Windpocken 78
Vasektomie 58
Verhütung 106
Verhütungsmittel 44
Verhütungspflaster 52
Verliebtheit 36
Vulva 20, 25

W

Weißfluss 11
Windpocken 72, 78
Wochenbett 74
Wochenbettdepression 75
Wochenbettpsychose 75

Z

Zyklus 22, 103
Zykluscomputer 60
Zyklusstörungen 24
Zytomegalie 71, 77

Printed in the United States
By Bookmasters